Debina Shairem
Divya Singla
Mitasha Sachdeva

Dispositivos de ancoragem temporária em ortodontia

Debina Shairem
Divya Singla
Mitasha Sachdeva

Dispositivos de ancoragem temporária em ortodontia

Ancoragem em ortodontia

ScienciaScripts

Imprint

Cover image: www.ingimage.com

This book is a translation from the original published under ISBN 978-620-8-11751-1.

Publisher:
Sciencia Scripts
is a trademark of
Dodo Books Indian Ocean Ltd. and OmniScriptum S.R.L publishing group

120 High Road, East Finchley, London, N2 9ED, United Kingdom
Str. Armeneasca 28/1, office 1, Chisinau MD-2012, Republic of Moldova, Europe
Printed at: see last page
ISBN: 978-620-8-21086-1

Índice

LISTA DE ABREVIATURAS

AP	Antero-posterior
TAD's	Temporary Anchorage Devices
TPA	Transpalatal arch
BIOS	Bioresorbable implant anchor for orthodontic system
SAS	Skeletal anchorage system
ZAS	Zygoma anchorage system
IZC	Infrazygomatic crest
MBS	Mandibular buccal-shelf
NSAIDS	Non-steroidal anti-inflammatory system
SSRIS	Selective serotonin reuptake inhibitors
PPI's	Proton pump inhibitors
AT	Adenosine triphosphate
MI	Mini-implant
MTIs	Modular Transitional Implants
MF	Moment of force
MC	Moment of couple
CR	Center of resistance
CROT	Center of rotation
TPB	Transpalatal bar
MISDS	Miniscrew implant supported distalisation system
BAPA	Bone anchored pendulum appliance
MARPE	Micro-implant assisted rapid palatal expansion
PLA	Polylactic acid
PGA	Polyglycolic acid
RPE	Rapid palatal expander
MSE	Maxillary skeletal expander
TB	Tooth borned
BAME	Bone anchored maxillary expansion
RME	Rapid maxillary expansion

INTRODUÇÃO

A ancoragem é um dos elementos mais importantes para o sucesso do tratamento ortodôntico. **Segundo Graber**, "o termo ancoragem é referido como a natureza e o grau de resistência ao deslocamento oferecido por uma unidade anatómica quando utilizada com o objetivo de afetar o movimento dentário". O seu papel no tratamento ortodôntico foi apreciado desde o século XVIII.

De acordo com a terceira lei do movimento de Newton, toda ação tem uma reação igual e oposta, o que significa que inevitavelmente alguma perda de ancoragem ocorre como reação às forças de ativação durante o tratamento ortodôntico. **De acordo com Proffit,** para o planeamento do tratamento ortodôntico, simplesmente não é possível considerar apenas os dentes cujo movimento é desejado. Os efeitos recíprocos em toda a arcada dentária devem ser cuidadosamente analisados, avaliados e controlados. Um aspeto importante do tratamento é maximizar o movimento dentário desejado, enquanto minimiza o movimento dentário indesejável devido às forças de reação.

Verificou-se que os dentes selecionados para a ancoragem se movem frequentemente em simultâneo com aqueles em que o movimento é desejado, devido à instabilidade dos dentes quando utilizados para efeitos de ancoragem. Uma vez que se descobriu que os dentes não têm estabilidade suficiente para produzir certas alterações desejadas nas próteses e no osso basal, tornou-se desejável outra fonte de resistência. Por conseguinte, pensou-se que, se a ancoragem pudesse ser obtida a partir de um ponto dentro do osso basal, a estabilidade seria muito maior.

A conservação da ancoragem é um desafio eterno para o ortodontista. Assumindo objetivos ideais de tratamento, os requisitos de ancoragem precisam ser avaliados em três planos de espaço: antero-posterior (AP), transversal e vertical. Até recentemente, os ortodontistas confiavam nos meios convencionais de suporte de ancoragem por meio de dispositivos intra e/ou extrabucais, que geralmente exigiam a colaboração do paciente para evitar movimentos dentários indesejados.

As forças extra-orais não podem ser utilizadas 24 horas por dia para resistir às forças contínuas de movimentação dentária e são também exigentes quanto à colaboração do paciente. Por outro lado, a dependência estrita das áreas intra-orais, geralmente unidades dentárias, não oferece qualquer vantagem significativa, exceto o facto de a cooperação do paciente ser menos crítica, pelo que é importante ter uma ancoragem absoluta para evitar forças reactivas que possam incorrer em movimentos dentários indesejáveis. Devido às limitações de ancoragem, podemos ter de nos contentar com uma alternativa de tratamento comprometida, ou alternativas de tratamento mais complicadas, como dispositivos de tração extra-orais (que dependem fortemente da colaboração do paciente), extração de dentes permanentes ou cirurgia ortognática.

Os aparelhos de ancoragem intra-oral são inadequados no controlo das unidades de ancoragem. Apesar de alguns estudos mostrarem que um TPA foi capaz de melhorar a ancoragem, aumentando a resistência dos molares ao movimento. **Bobak et. al** descobriram que a presença de um TPA não tinha a capacidade de modificar a ancoragem ortodôntica. Na maioria dos estudos sobre aparelhos de Nance, a perda de ancoragem foi inevitável, e a higiene oral reduzida sob o botão de resina acrílica foi associada à inflamação do tecido mole. Já com os aparelhos de ancoragem extra-oral, como os aparelhos extrabucais, o sucesso deste tratamento depende inteiramente da cooperação do paciente. Muitos pacientes rejeitam os aparelhos extrabucais devido a preocupações estéticas e sociais.

Mesmo uma pequena força reactiva pode causar movimentos indesejáveis; por isso, é importante ter uma ancoragem absoluta para os evitar. A ancoragem absoluta é definida como a ausência de movimento da unidade de ancoragem (perda de ancoragem zero) em consequência das forças de reação aplicadas para mover os dentes. Esta ancoragem só pode ser obtida através de uma ancoragem esquelética, que inclui todos os dispositivos que são fixados diretamente no osso.

Os implantes, como meio de melhorar a ancoragem ortodôntica (dispositivos de ancoragem temporária; DATs), estão a ganhar uma importância crescente no tratamento ortodôntico, devido às limitações e problemas de aceitação dos aparelhos de ancoragem intra-orais e extra-orais convencionais.

Cope definiu um DAT como "um dispositivo de ancoragem temporário que é fixado temporariamente ao osso com o objetivo de melhorar a ancoragem ortodôntica, quer apoiando os dentes da unidade reactiva, quer evitando a necessidade da unidade reactiva e que é subsequentemente removido após utilização"

Os TAD's consistem numa vasta gama de implantes que incluem miniplacas, mini-parafusos, micro-parafusos, implantes palatinos, implantes retromolares, bem como implantes protéticos com carga funcional. Para além disso, os TAD podem ser um componente protético temporário (por exemplo, um bracket ligado à coroa de ouro) que é removido após o tratamento. Podem ser localizados transostealmente, subperiostealmente ou endostealmente e podem ser fixados ao osso quer mecanicamente quer bioquimicamente (osseointegrados). A utilização atual dos DAT surgiu após a evolução dos implantes osteointegrados **por Branemark et. al.**

O primeiro relato clínico na literatura sobre o uso de TAD's surgiu em 1983, quando **Creekmore e Eklund** utilizaram um parafuso ósseo de vitallium para tratar um paciente com sobremordida profunda por intrusão dos dentes incisivos superiores.

A principal vantagem destes implantes é o facto de possibilitarem a movimentação de vários dentes sem perda de ancoragem. Vários tipos de más oclusões complexas e difíceis são tratados com os TAD's. Podem ser colocados em áreas onde a ancoragem natural ou os aparelhos ortodônticos convencionais são impraticáveis, incluindo os espaços edêntulos no alvéolo de qualquer arcada, o palato, o processo zigomático, a região retromolar e o ramo.

A utilização de DATs é versátil, minimamente invasiva e demonstra uma boa relação entre os custos e os benefícios dos tratamentos ortodônticos. Podem ajudar os tratamentos ortopédicos dentofaciais, apoiando procedimentos de distração, protracções maxilares, expansão do segmento da fenda, estabilização e movimentos dentários em locais alveolares estreitos.

O advento dos TAD's permitiu que os clínicos ortodônticos conseguissem soluções clínicas profundas que antes eram consideradas inconcebíveis com as modalidades de ancoragem tradicionais e provocou uma revolução significativa no campo da ortodontia.

Esta dissertação bibliográfica abordará a evolução, a classificação, a colocação de implantes, as aplicações clínicas, as complicações e os recentes avanços no que respeita aos dispositivos de ancoragem temporária.

REVISÃO DA LITERATURA

Gainsforth & Higley (1945) estudaram os parafusos com a ideia de os fixar ao osso para obter uma ancoragem absoluta, compreendendo que "os dentes selecionados para a ancoragem movem-se frequentemente em simultâneo com aqueles em que se desejava movimento e" procuraram "um método de ancoragem óssea basal". Usando um orifício piloto de 2,4mm, um parafuso de vitallium de 3,4mm de diâmetro X 13mm de comprimento foi colocado no ramo ascendente de 6 cães. Um elástico com uma força entre 140 e 200 g foi ligado da cabeça do parafuso a um fio de 0,040 polegadas que deslizou através de um tubo na banda do molar superior e foi soldado à banda do canino superior. O sistema foi concebido para inclinar/retrair distalmente o canino imediatamente após a colocação dos parafusos com o elástico.

Branemark et al. (1964) observaram uma ancoragem firme do titânio ao osso sem qualquer reação adversa dos tecidos. Demonstraram que os implantes de titânio eram estáveis ao longo de 5 anos e que se integravam no osso ao microscópio ótico. Desde então, os implantes dentários têm sido utilizados para reconstruir maxilares humanos ou como pilares para próteses dentárias. A taxa de sucesso tem sido atribuída ao material, às técnicas cirúrgicas e à forma como os implantes são carregados.

Linkow (1970) usou um implante como substituto de um molar perdido. Este foi então utilizado como dente de ancoragem, ao qual foram utilizados elásticos de classe II para retrair os anterios superiores. A arcada superior foi consolidada com um aparelho fixo, enquanto na arcada inferior, apenas o pré-molar e o molar foram bandados e interligados com um fio rígido de 0,040".

Creekmore & Eklund (1983) utilizaram um parafuso de vitallium para tratar um paciente com sobremordida profunda. O parafuso foi inserido na espinha nasal anterior para intruir a raiz e corrigir os incisivos superiores usando um fio elástico do parafuso para os incisivos 10 dias após a colocação do parafuso. No espaço de um ano, foi demonstrada uma intrusão de 6 mm e um torque lingual de 25°. No entanto, a utilização de implantes mini-implantes para ancoragem ortodôntica não foi imediatamente aceite.

Roberts et al. (1989) utilizaram um implante convencional de dois estágios na região retromolar para reforçar a ancoragem e fechar com sucesso o local da extração do primeiro molar na mandíbula. Após a conclusão do tratamento ortodôntico, o implante foi removido e analisado histologicamente. Verificou-se que foi mantido um elevado nível de osteointegração apesar da carga ortodôntica.

Southard et al. (1995) compararam o potencial de intrusão dos implantes com o dos dentes (âncoras dentárias). Foram colocados implantes de titânio na área de pré-molares extraídos em cães, seguidos de um período de cicatrização de três meses. De seguida, foi aplicada uma força intrusiva de 50 a 60 gm através de uma curva em "V". Este facto foi comparado com o potencial intrusivo dos dentes do outro lado, utilizando a mesma mecânica. No final da experiência, não se observou qualquer movimento do implante, ao passo que, do outro lado, o dente que actuava como unidade de ancoragem inclinou-se severamente. Por conseguinte, concluíram que os implantes eram definitivamente superiores aos dentes que actuavam como unidades de ancoragem.

Gandini et al. (2000) avaliaram as alterações de largura maxilar e mandibular utilizando implantes metálicos em 25 indivíduos de 12 e 18 anos de idade que foram seguidos durante aproximadamente 2,6 anos. Os implantes metálicos foram colocados bilateralmente nos corpos maxilar e mandibular antes do tratamento. Quando a estabilidade dos implantes foi confirmada, foram iniciadas as extrações dos 4 primeiros pré-molares seguidas de aparelho fixo. Concluíram que houve um aumento significativo na largura das estruturas esqueléticas basais maxilares e mandibulares durante o período de crescimento no final da adolescência. Além disso, as alterações na largura estavam relacionadas com o potencial de crescimento.

Daimaruya et al. (2001) estudaram o efeito da intrusão de molares sobre o feixe neurovascular, o nível de osseointegração dos parafusos ósseos e a reabsorção radicular utilizando o Skeletal Anchorage System em seis fêmeas adultas de beagles com 12 meses de idade. As miniplacas de titânio utilizadas para o movimento dentário SAS foram especificamente concebidas. Em primeiro lugar, a área de contacto com o osso das miniplacas foi jateada. Em segundo lugar, a porção transmucosa foi acabada como uma superfície lisa e polida para reduzir a estimulação da mucosa alveolar. Por fim, foram desenhados 3 ganchos contínuos para facilitar a aplicação de força ortodôntica na porção exposta intra-oralmente das miniplacas de titânio. Os resultados deste estudo mostraram que os molares inferiores foram intruídos 3,4 mm, em média, ao longo de 7 meses em cães. As miniplacas foram bem estabilizadas com parafusos ósseos osseointegrados e os tecidos moles peri-implantares mostraram ligeiras alterações inflamatórias. Não foram danificados os nervos nem os vasos sanguíneos. Foi observada reabsorção radicular, mas esta foi reparada com novo cemento. Portanto, o estudo concluiu que a SAS utilizando miniplacas de titânio transmucosas como uma ancoragem ortodôntica imóvel poderia fornecer uma nova modalidade para a intrusão de molares sem problemas iatrogénicos graves.

Sherwood et al. (2002) realizaram um estudo triplo (1) para validar a intrusão verdadeira de molares em adultos, (2) para testar a estabilidade das miniplacas como ancoragem para dentes posteriores intruídos na maxila, e (3) para registar as alterações esqueléticas e dentárias do encerramento da mordida aberta. O estudo foi realizado em quatro pacientes adultos que apresentavam mordida aberta anterior e tiveram que ser submetidos à intrusão posterior com ancoragem de miniplacas para fechar a mordida aberta. Todos os pacientes tiveram que realizar a intrusão verdadeira dos molares superiores. A intrusão média dos molares foi de 1,99 mm (variação, 1,45-3,32 mm). Não ocorreu qualquer movimento das miniplacas em qualquer altura durante a sua utilização ou antes da remoção clínica intencional. O fechamento da mordida aberta foi alcançado em todos os 4 pacientes. O fechamento médio dos incisivos foi de 3,62 mm (variação de 3,04,5 mm), enquanto o plano mandibular fechou 2,62° (variação de 1,5°-4,5°) e o plano oclusal diminuiu 2,25° (variação de 1,0°-3,5°). As alturas faciais anteriores diminuíram à medida que a mandíbula se fechava e o ponto B girava anteriormente e para cima.

Sugawara et al. (2004) utilizaram o sistema de ancoragem esquelética (SAS) para o movimento distal dos molares superiores em pacientes que não cresciam para melhorar a má oclusão sem extrair os pré-molares. Este estudo avaliou o tratamento e as alterações pós-tratamento durante e após a distalização dos molares inferiores em 15 pacientes adultos (12 mulheres e 3 homens), num total de 29 molares inferiores. A quantidade de distalização, a recidiva e o tipo de movimento dentário obtido foram analisados através de radiografias cefalométricas e moldes dentários. A quantidade média de distalização dos primeiros molares inferiores foi de 3,5mm ao nível da coroa e 1,8mm ao nível da raiz. A quantidade média de recidiva foi de 0,3 mm, tanto ao nível da coroa como do ápice da raiz. Dos 29 molares inferiores, 9 foram inclinados para trás e os restantes foram transladados para distal, de acordo com os objectivos de tratamento estabelecidos. O estudo concluiu que a SAS é uma modalidade viável de movimentação de molares inferiores para correção distal de mordidas cruzadas anteriores, más oclusões caracterizadas por apinhamento anterior mandibular e assimetrias dentárias.

Kim, Ahn & Chang (2005) avaliaram os efeitos do procedimento de perfuração na estabilidade dos parafusos sob carga ortodôntica precoce, em que trinta e dois parafusos foram inseridos nos maxilares de 2 beagles. Os parafusos foram divididos em 2 grupos de 16: o grupo de perfuração e o grupo sem perfuração. Os parafusos do grupo de perfuração foram inseridos no local que tinha sido perfurado com uma broca piloto, e os do grupo sem perfuração foram inseridos sem perfuração. Foi aplicada uma força de 200 a 300 g utilizando molas helicoidais de níquel-titânio uma semana após a inserção. Doze semanas após a inserção, a mobilidade foi testada com Periotes, e os parafusos com o osso circundante foram preparados para avaliação histomorfométrica. Os resultados indicaram que os parafusos do grupo sem broca apresentavam menos mobilidade e mais contacto osso-metal, tinham mais área óssea em comparação com o grupo com broca, embora a osteointegração óssea fosse geralmente encontrada em ambos os grupos.

Costa, Pasta & Bergamaschi (2005) determinaram os locais ideais para a colocação de dispositivos de ancoragem temporária (DATs). As profundidades dos tecidos duros e moles da cavidade oral foram avaliadas em 20 pacientes. A profundidade óssea foi quantificada por tomografia computorizada volumétrica (VCT). A profundidade da mucosa foi quantificada por uma agulha com um batente de borracha. Os resultados indicaram que a espessura óssea nas regiões da sínfise, retromolar e palatina da pré-maxila permitiria DATs de 10 mm de comprimento. Os DAT's de 6 a 8 mm de comprimento poderiam ser colocados na fossa incisiva juntamente com as fossas caninas superior e inferior. Os DATs com 4-5 mm só se encaixam monocorticalmente, enquanto os outros têm a capacidade de se encaixar bicorticalmente. Quando os TAD foram colocados na mucosa alveolar móvel, os resultados sugeriram que poderia ser necessária uma ligação transmucosa para atravessar a espessura do tecido mole.

Poggio et al. (2006) estudaram um mapa anatómico para auxiliar o clínico na colocação do mini-implante num local seguro entre as raízes dentárias em imagens tomográficas volumétricas de 25 maxilas e 25 mandíbulas. Para cada espaço interradicular, as distâncias mesiodistal e vestibulolingual foram medidas a 2, 5, 8 e 11 mm da crista alveolar. As medidas distais aos caninos são apresentadas. Os resultados mostraram que, na maxila, a maior quantidade de osso mesiodistal estava no lado palatino, entre o segundo pré-molar e o primeiro molar. A menor quantidade de osso estava na tuberosidade. Na dimensão vestibulopalatina, a maior espessura de osso foi encontrada entre o primeiro e o segundo molar, enquanto a menor foi encontrada na tuberosidade. Na mandíbula, a maior quantidade de dimensão mesiodistal estava entre o primeiro e o segundo pré-molar. A menor quantidade de osso estava entre o primeiro pré-molar e o canino. Na dimensão vestibulolingual, a maior espessura estava entre o primeiro e o segundo molar. A menor quantidade de osso foi entre o primeiro pré-molar e o canino.

Park, Jeong & Kwon (2006) estudaram as taxas de sucesso e os factores que afectam o sucesso clínico dos implantes de parafuso em oitenta e sete pacientes consecutivos (35 homens, 52 mulheres; idade média de 15,5 anos). Foi determinado um total de 227 implantes de parafuso de 4 tipos e as respectivas taxas de sucesso durante um período de 15 meses de aplicação de força, de acordo com 18 variáveis clínicas. Os resultados do estudo indicaram que a taxa de sucesso global foi de 91,6%. As variáveis clínicas dos factores parafuso-implante (tipo, diâmetro e comprimento), factores locais do hospedeiro (posicionamento ocluso-gengival) e factores de gestão (ângulo de colocação, início e método de aplicação de força, extensão do fio de ligadura, exposição da cabeça do parafuso e higiene oral) não mostraram quaisquer diferenças estatísticas nas taxas de sucesso. Os factores gerais do hospedeiro (idade, sexo) não tiveram significado estatístico. A mobilidade, o maxilar (maxila ou mandíbula), o lado de colocação (direito ou esquerdo) e a inflamação apresentaram diferenças significativas na taxa de sucesso.

Kang et al. (2007) avaliaram a espessura óssea do palato para fornecer um guia mais fiável para a colocação de mini-implantes, utilizando registos de tomografia computorizada de 18 adultos (9 homens, 9 mulheres), com idades compreendidas entre os 18 e os 35 anos. A espessura óssea foi medida em 80 coordenadas a intervalos regulares mediolaterais e anteroposteriores ao longo da sutura palatina média. Os resultados do estudo mostraram que as variações individuais eram tão grandes que as imagens de tomografia computorizada de alta resolução são recomendadas para segurança. Foram observadas diferenças significativas entre os grupos masculino e feminino. A área palatina mediana dentro de 1 mm da sutura sagital mediana tinha o osso mais espesso disponível em todo o palato.

A espessura tendeu a diminuir lateralmente e posteriormente. Foram feitos mapas da espessura média do osso palatino para comparação visual dos locais de colocação e para a seleção do comprimento do mini-implante.

Lim, Cha & Hwang (2008) determinaram a variação no torque de inserção de mini-implantes ortodônticos de acordo com o comprimento, diâmetro e forma do parafuso, utilizando um testador de torque a uma velocidade constante de 3 rotações por minuto. Foram testados mini-implantes do tipo cilíndrico e cónico (Biomaterials Korea Inc, Seoul, Korea) com diferentes comprimentos, diâmetros e passos. Os resultados mostraram que o binário de inserção aumentou significativamente com o aumento do comprimento do parafuso. Em particular, registou-se um aumento significativo do binário com o aumento do comprimento e do diâmetro do parafuso. Uma análise do binário de inserção em série dos mini-parafusos revelou que o parafuso de tipo cilíndrico tem um binário de inserção muito mais elevado na rosca incompleta, enquanto o parafuso de tipo cónico apresentou um binário de inserção muito mais elevado na parte de inclinação final da rosca. O binário de inserção foi afetado pelo diâmetro exterior, pelo comprimento e pela forma, por esta ordem.

Cha et al. (2008) avaliaram as diferenças relacionadas com a área e o género na espessura dos tecidos moles de áreas potenciais para a instalação de mini-implantes na gengiva anexada por vestibular e na mucosa mastigatória palatina em 61 jovens adultos coreanos. Foi utilizado um medidor ultrassónico de espessura gengival para medir a espessura do tecido mole na gengiva vestibular adjacente à junção mucogengival das arcadas superior e inferior, 4 mm e 8 mm abaixo da crista gengival na mucosa mastigatória palatina. Os resultados do estudo mostraram que a espessura da gengiva vestibular na arcada superior era significativamente maior nos homens do que nas mulheres, mas a espessura da gengiva vestibular na arcada inferior e a espessura da mucosa mastigatória palatina 4 e 8 mm abaixo da crista gengival não apresentavam diferenças entre os géneros. O tecido mole significativamente mais espesso ocorreu nas áreas anteriores da arcada superior e nas áreas posteriores da arcada inferior. Na mucosa mastigatória palatina, foi encontrado um tecido mole significativamente mais espesso 4 mm abaixo da crista gengival nas áreas anteriores e 8 mm abaixo da crista gengival nas áreas posteriores.

Noble et al. (2009) efectuaram um estudo para medir a tensão no osso resultante da inserção e remoção de DATs em dois locais comuns, utilizando diferentes angulações. A força necessária para a falha mecânica também foi avaliada. Os TAD's foram inseridos no osso seco de um crânio fixo de cadáver humano adulto dissecado em dois locais: adjacente à sutura palatina média e no alvéolo adjacente ao primeiro pré-molar e canino superiores esquerdos. Quatro DAT (1,8 mm de diâmetro, 8 mm de comprimento) foram inseridos manualmente por um único operador com uma chave de contra-ângulo para evitar a interferência com o tecido mole. Foram inseridos dois TADs até ao comprimento total de 8 mm adjacentes a cada calibre, um perpendicular ao osso e outro num ângulo de 45°, medido com um transferidor convencional. Para testar a falha mecânica, foi fixada uma ligadura de aço inoxidável de 0,012" à cabeça de cada DAT e foram exercidas forças progressivas até 15 libras. Para os TADs que foram colocados em ângulos de 45°, a carga foi aplicada num ângulo de 135°. Finalmente, a tensão no osso foi medida aquando da remoção de cada DAT. O resultado mostrou que o aumento do binário de inserção combinado com o aumento da tensão no osso resultante da colocação de um TAD num ângulo pode aumentar o risco de inflamação e, consequentemente, de falha do TAD.

Renzik et al. (2009) compararam a eficácia da benzocaína tópica a 20% com a de uma combinação de lidocaína, tetracaína e fenilefrina para proporcionar analgesia suficiente para a colocação de DATs. Os dois anestésicos tópicos foram testados um contra o outro bilateralmente, usando um cruzamento aleatório, duplo-cego. O DAT foi então colocado e cada sujeito classificou o grau de dor numa escala visual analógica de Heft-Parker. Foi utilizado um oxímetro de pulso para registar as taxas de pulso pré-operatórias e pós-operatórias. Foram observadas diferenças estatisticamente significativas na perceção da dor e na taxa de sucesso entre os fármacos, mas não foi observada qualquer diferença significativa na alteração da frequência de pulso entre os anestésicos tópicos. Concluiu-se que, quando se comparou a eficácia da benzocaína tópica e de um produto combinado como único anestésico para facilitar um controlo aceitável da dor na colocação de dispositivos ortodônticos de ancoragem temporária, o produto combinado foi consideravelmente mais eficaz.

Lee et al. (2010) apresentaram um relato de caso sobre o expansor palatino rápido assistido por mini-implante (MARPE) num paciente de 20 anos que tinha uma discrepância transversal grave e prognatismo mandibular. Este relato de caso mostrou os efeitos do tratamento e a estabilidade do MARPE num paciente. Foi conseguida uma expansão ortopédica maxilar suficiente com uma inclinação mínima do segmento vestibular no pré-operatório, e a cirurgia ortognática corrigiu a discrepância antero-posterior. O paciente tinha um suporte periodontal sólido e estável após a expansão e a conclusão do tratamento. A estética facial equilibrada resultou da cirurgia ortognática. O estudo concluiu que a incorporação efetiva de mini-implantes ortodônticos para correção transversal pode ajudar a eliminar a necessidade de alguns procedimentos cirúrgicos em pacientes com discrepâncias craniofaciais complexas, garantindo a segurança e a estabilidade do tratamento, desde que a sutura ainda esteja patente.

Petrey et al. (2010) examinaram a influência das variáveis de inserção do dispositivo de ancoragem temporária (DAT) na retenção do implante. No estudo, trezentos e trinta DAT de três empresas foram colocados em réplicas de osso sintético a profundidades variáveis (6 mm, 8 mm e 10 mm) e angulações (45 graus, 90 e 135 graus) e comparados. Foram aplicadas forças clinicamente relevantes aos DATs até ocorrer uma falha de retenção. Os resultados do estudo mostraram que, nos três implantes, o aumento da profundidade de inserção aumentou a retenção do implante. À medida que a distância entre a cabeça do pilar e a placa cortical aumentava, a retenção dos três implantes diminuía. Foi necessária uma força significativamente maior para falhar para um ângulo de inserção de 90 graus do que para ângulos de inserção de 45 graus ou 135 graus. Não foi encontrada qualquer diferença significativa entre os ângulos de inserção de 45 graus e 135 graus. Verificou-se uma redução significativa da força para falhar quando se compararam os ângulos de inserção oblíquos de 90 graus e 45 graus.

Kau et al. (2010) avaliaram a localização dos DATs colocados durante o tratamento ortodôntico e relacionaram a colocação com as estruturas dentoalveolares circundantes. No estudo, foram efectuadas tomografias computorizadas tridimensionais de feixe cónico antes e depois da colocação dos TADs durante um período de 6 meses, como parte do protocolo clínico de rotina. Foram avaliados parâmetros como o local de colocação, o comprimento do DAT no osso alveolar, a quantidade de contacto com o ligamento periodontal e a distância inter-radicular entre os DAT.

Os resultados do estudo mostraram que os comprimentos médios dos DATs no osso alveolar eram de 5,29 +- 1,39 mm na maxila e 4,60 +-0,86 mm na mandíbula. As quantidades de contacto com os ligamentos periodontais foram 2,54+0,81 mm (n = 13) na maxila e 2,72+- 0,49 mm (n=10) na mandíbula. As medidas da distância inter-radicular foram 2,78+- 0,76 mm (n =15) e 5,19 +-4,42 mm (n=16) na maxila e na mandíbula, respetivamente.

Wilmes & Duscher (2011) analisaram o impacto da qualidade do osso e do diâmetro da pré-perfuração no torque de inserção de cinco mini-implantes diferentes. Para o estudo, 20 segmentos de osso de porco foram dissecados e embebidos em resina. Foram medidos os binários de inserção de dois tipos diferentes de mini-implantes (Tomas Pin, Dentaurum, Alemanha, 8 e 10 mm; e Dual Top, Jeil, Coreia, 1,6 mm X 8 mm e 10 mm mais 2 mm X 10 mm). Após a preparação dos locais dos implantes utilizando brocas piloto com diâmetros de 1,0, 1,1, 1,2 e 1,3 mm, foram inseridos 30 implantes em cada segmento ósseo. Cinco implantes de referência foram inseridos em cada segmento para comparação e a Micro CT avaliou a espessura da compacta óssea. Os resultados mostraram que os momentos de inserção dos mini-implantes ortodônticos, e a sua estabilidade primária, variavam fortemente consoante a espessura compacta, o desenho do implante e a pré-perfuração no local do implante. O Dual Top mostrou consistentemente uma maior estabilidade primária do que o Tomas Pin. Momentos de inserção superiores a 230 Nmm resultaram em fracturas em alguns casos. A espessura compacta, o desenho do implante e a preparação do local do implante afectam a inserção, o torque dos mini-implantes para ancoragem ortodôntica torque dos mini-implantes para ancoragem ortodôntica.

Kuroda & Tanakln (2011) estudaram que, para o tratamento das más oclusões de Classe III de grau leve a moderado em adultos, os DATs foram bastante úteis quando comparados com a mecânica ortodôntica tradicional, pois permitem a distalização em grupo da dentição do arco mandibular, sem perda de ancoragem e sem a necessidade de cooperação do paciente. A área retromolar é o local mais adequado para a inserção do DAT, sendo o local de escolha no tratamento da Classe III. Se não houver gengiva aderida adequada na área ideal onde o DAT deve ser colocado, então os parafusos alveolares interradiculares podem ser colocados entre o segundo pré-molar e o primeiro molar ou entre o primeiro e o segundo molares. No tratamento das más oclusões de Classe III com discrepâncias esqueléticas severas, o tratamento combinado com cirurgia ortognática e movimentação dentária com DATs oferece várias vantagens. Os DATs podem facilitar os procedimentos cirúrgicos e tornar a ortodontia pré e pós-cirúrgica mais simples.

Duaibis et al. (2012) avaliaram vários tipos de tensão no osso cortical em redor de implantes de mini-implantes utilizando a análise de elementos finitos. Para o estudo, foram construídas 26 montagens tridimensionais de modelos de mini-implantes colocados em blocos de osso alveolar utilizando o Abaqus, um pacote de software comercial de análise de elementos finitos. As variáveis do modelo incluíram factores de design do implante e factores relacionados com o osso. Todos os implantes mini-implantes foram carregados na direção mesial com uma força linear igual a 2 N. Os valores máximos de von Mises e de tensão principal no osso cortical foram comparados entre os diferentes modelos para cada fator. Concluíram que o diâmetro do implante de mini-implante, o comprimento da cabeça e o tamanho da rosca, bem como o módulo de elasticidade do osso esponjoso, afectam as tensões na camada de osso cortical que rodeia o implante de mini-implante e podem, por conseguinte, afetar a sua estabilidade.

Aizenbud et al. (2012) descreveram uma técnica cirúrgica ortodôntica combinada envolvendo distração alveolar vertical usando TAD's. No estudo, 4 pacientes com extensa perda óssea do rebordo alveolar anterior combinada com os incisivos e caninos foram submetidos a tratamento de acordo com um protocolo ortodôntico cirúrgico combinado, incluindo preparação ortodôntica pré-cirúrgica e uma fase de aumento cirúrgico pré-implantação envolvendo a inserção de distratores verticais. Durante o processo de distração alveolar vertical ativa, foram inseridos 3 TAD's. Os elásticos ortodônticos intra-orais foram ligados ao fio ortodôntico principal, exercendo forças multidireccionais para controlar o vetor de distração vertical. Após 4 a 5 meses de controlo do vetor e moldagem óssea ativa, os TAD's foram removidos. Os resultados mostraram que foi conseguido o aumento do rebordo alveolar anterior através da osteogénese de distração. A aplicação de TAD's para uma melhor curvatura do segmento anterior permitiu a inserção de implantes dentários, o posicionamento ideal e a restauração.

Kim & Park (2012) examinaram a medição da espessura do osso cortical nas áreas vestibular e lingual da mandíbula utilizando a TCFC e também avaliaram a adequação destas áreas para as DAT. No estudo, a espessura da cortical óssea vestibular e lingual foi medida em 15 homens e 15 mulheres. A espessura óssea foi medida 4 mm apicalmente à junção interdentária cemento-esmalte entre o canino mandibular e o 2º molar, utilizando os cortes transaxiais nas imagens de CBCT. Os resultados mostraram que o osso cortical nas áreas vestibular e lingual da mandíbula era mais espesso nos homens do que nas mulheres. Nos homens, a cortical lingual mandibular era mais espessa do que a cortical vestibular, exceto entre o 1º e o 2º molares de ambos os lados. Nas mulheres, a cortical lingual mandibular foi mais espessa em todas as regiões quando comparada à cortical vestibular.

Bechtolda et al. (2013) determinaram os efeitos do(s) vetor(es) de força linear dos mini-implantes inter-radiculares no padrão de distalização do arco maxilar em pacientes adultos com Classe II. Para o estudo, foram recolhidos 25 pacientes adultos com dentição de Classe II ligeira a moderada e apinhamento mínimo. Mini-implantes simples (grupo A, n=5-12) ou duplos (grupo B, n=5-13) foram inseridos na área inter-radicular posterior para fornecer uma força de distalização ao arco principal. O resultado do estudo mostrou uma distalização significativamente maior e intrusão do primeiro molar e deslocamento intrusivo do incisivo, juntamente com uma redução significativa do plano mandibular, foram observados no grupo B, em contraste com a rotação do plano oclusal no grupo A. Concluíram que os mini-implantes inter-radiculares induziram previsivelmente a distalização total do arco, levando à correção da Classe II. Mini-implantes adicionais na área dos pré-molares parecem facilitar a intrusão e a distalização de toda a arcada, de acordo com a posição dos vetores de força.

Migliorati et al. (2013) avaliaram as relações entre as caraterísticas geométricas e as propriedades mecânicas dos DATs. Este estudo experimental in vitro foi avaliado em 30 testes diferentes com três DATs: ORTHOImplant (1,8 mm de diâmetro e 10 mm de comprimento; 3M Unitek), Tomas (1,6 mm de diâmetro e 10 mm de comprimento; Dentaurum) e Orthoeasy (1,7 mm de diâmetro e 10 mm de comprimento; Forestadent). Foram adquiridas imagens de microscopia eletrónica de varrimento para cada DAT, a fim de medir a TSF; em seguida, foi avaliado o torque máximo de inserção (MIT) e, posteriormente, foram realizados testes de arrancamento em dois análogos ósseos orgânicos concebidos de forma diferente, utilizando uma máquina de testes com uma velocidade de cruzamento de 2 mm/minuto. Foram encontradas correlações diretas significativas entre a TSF e a profundidade e entre a carga e o MIT. Em particular, foi encontrada uma correlação de 0,90 entre a profundidade e o MIT para uma espessura cortical de 2,2 mm. Concluíram que os valores de

MIT e de carga máxima do ensaio de arrancamento estão estatisticamente relacionados com a profundidade da rosca do parafuso e com a TSF.

Knutson & Berzins (2013) realizaram uma medição das propriedades electroquímicas de mini-implantes ortodônticos em saliva artificial com e sem flúor. As propriedades de corrosão de três produtos de mini-implantes (VectorTAS, Ormco Corp.; Unitek TAD, 3M Unitek; e Through-Hole Screw, American Orthodontics) foram testadas numa saliva artificial (Fusayama-Meyer) com (1500 ppm) ou sem flúor (n = 10/produto/solução). O potencial de circuito aberto (OCP), a resistência à polarização (Rp) e a corrente de corrosão (Icorr) também foram medidos e analisados estatisticamente. Não foram encontradas diferenças significativas entre os mini-implantes no que diz respeito ao OCP, Rp e Icorr, exceto que os mini-implantes da American Orthodontics tinham um OCP significativamente mais nobre em comparação com os outros. A incorporação de 1500 ppm de flúor na saliva artificial diminuiu significativamente o OCP, reduziu a resistência à polarização e aumentou a corrente de corrosão de cada produto de mini-implante. Existiam poucas diferenças nas propriedades electroquímicas dos mini-implantes dos três fabricantes diferentes; no entanto, a exposição ao flúor foi prejudicial para as propriedades de corrosão de todos os mini-implantes.

Lee et al. (2013) avaliaram a influência do ângulo de colocação e da direção da aplicação da força ortopédica na estabilidade dos mini-implantes. Neste estudo, foi efectuada uma análise de elementos finitos utilizando mini-implantes inseridos no osso de suporte em ângulos de 90, 60 e 30 graus (P90, P60 e P30 graus). Foi aplicada uma força ortopédica pesada de 800 gf às cabeças dos mini-implantes em quatro direcções ascendentes (U0, U30, U60, U90 graus) ou laterais (L0, L30, L60, L90 graus). Além disso, a resistência ao arrancamento dos mini-implantes foi medida com várias direcções de força e espessuras de osso cortical. Os resultados mostraram que os mini-implantes com um ângulo de colocação de 30 e 60 graus apresentaram um aumento significativo da tensão máxima de von Mises após o aumento dos vectores de força lateral (U30, U60, U90 graus) em comparação com os mini-implantes com um ângulo de colocação de 90 graus. A resistência ao arrancamento foi maior com a força axial ascendente quando comparada com a força ascendente com vectores laterais.

A tensão máxima de von Mises e o deslocamento do mini-parafuso aumentaram à medida que o ângulo da força lateral aumentou (L30, L60, L90 graus).

Yoo et al. (2014) compararam a estabilidade de mini-implantes cónicos com mini-implantes cilíndricos. Para este estudo, 157 mini-implantes cónicos e 122 mini-implantes cilíndricos auto-perfurantes foram colocados nas áreas alveolares bucais maxilares e mandibulares de 132 pacientes (43 homens e 89 mulheres). O torque de inserção e o torque de remoção foram medidos e os valores de Periotest (PTVs) foram registados na implantação. Os resultados do estudo mostraram que as taxas de sucesso dos mini-implantes cónicos e cilíndricos foram semelhantes. Na maxila, o torque de inserção dos mini-implantes cónicos (8,3 Ncm) foi significativamente mais elevado do que o dos mini-implantes cilíndricos (6,3 Ncm). Concluíram que os mini-implantes cónicos tinham maior estabilidade inicial quando comparados com os mini-implantes cilíndricos, enquanto as taxas de sucesso clínico e os torques de remoção eram semelhantes entre os dois desenhos.

Azenbud et al. (2014) descreveram uma técnica cirúrgica ortodôntica combinada envolvendo distração alveolar vertical usando DATs. O estudo incluiu 4 pacientes com extensa perda óssea do rebordo alveolar anterior combinada com os incisivos e caninos e foram submetidos a tratamento de acordo com um protocolo ortodôntico cirúrgico combinado, incluindo preparação ortodôntica pré-cirúrgica e uma fase de aumento cirúrgico pré-implantação envolvendo a inserção de distratores verticais. Durante o processo de distração alveolar vertical ativa, foram inseridos 3 DATs. Elásticos ortodônticos intra-orais foram ligados ao fio ortodôntico principal, exercendo forças multidireccionais para controlar o vetor de distração vertical. Após 4 a 5 meses de controlo do vetor e moldagem óssea ativa, os DATs foram removidos. Os resultados mostraram que foi conseguido o aumento do rebordo alveolar anterior através da osteogénese de distração. A aplicação de TADs para uma melhor curvatura do segmento anterior permitiu a inserção de implantes dentários, o posicionamento ideal e a restauração.

Desai, Jain & Sumre (2015) apresentaram um relato de caso sobre o tratamento cirúrgico de um mini-implante ortodôntico fracturado. O estudo foi realizado numa paciente do sexo feminino de 19 anos de idade com protrusão bimaxilar e decidiu utilizar o TAD (implante de aço inoxidável de 1,3 x 9 mm) para retração, de acordo com os requisitos de ancoragem. Durante a colocação do implante em 15 - 16 regiões, este fracturou 8 mm no interior do osso devido à corticação espessa do osso. Foi efectuada uma radiografia para determinar a posição exacta do implante e para avaliar a sua proximidade com as estruturas vizinhas. Decidiu-se remover o implante cirurgicamente. O local do TAD foi identificado e localizado, 2-3 mm de osso foram removidos circunferencialmente à volta do TAD com uma broca de carboneto sob irrigação abundante. O TAD fracturado foi segurado com uma pinça de Howe e com um movimento de "puxar para fora" o TAD foi retirado. Um outro DAT com as mesmas dimensões foi colocado ligeiramente acima do primeiro local, sem intercorrências. O defeito cirúrgico foi enxertado com material de enxerto ósseo. A sutura foi removida uma semana depois, após uma cicatrização sem intercorrências, e o implante foi colocado em carga para funcionar. O seguinte relato de caso descreve o tratamento bem sucedido de uma fratura do TAD. Um bom conhecimento dos aspectos biológicos e mecânicos dos DATs seria fundamental para evitar complicações.

Yi et al. (2017) compararam as taxas de sucesso dos mini-implantes auto-perfurantes e auto-roscantes na prática ortodôntica. Neste estudo, os dados das taxas de sucesso e de contacto com a raiz foram extraídos de forma independente. Depois de avaliar o risco de viés, foram calculados os rácios de probabilidades (ORs) e os intervalos de confiança de 95% (ICs). Foi efectuada uma análise de subgrupos com base no desenho do estudo, no acompanhamento, na idade dos participantes e na carga imediata/atrasada. Foi efectuada uma análise de sensibilidade para testar a estabilidade dos resultados na meta-análise. Os resultados da meta-análise não revelaram qualquer diferença entre os dois tipos de parafusos nas taxas de sucesso. As taxas de contacto com a raiz dos dois parafusos foram semelhantes, enquanto os mini-implantes auto-perfurantes apresentaram um maior risco de falha quando em contacto com a raiz do dente. Concluíram que as taxas de sucesso dos mini-parafusos auto-roscantes e auto-roscantes eram semelhantes. A determinação da posição e direção de colocação deve ser mais precisa quando os mini-implantes auto-perfurantes são utilizados em locais com uma proximidade estreita da raiz.

Marzouka & Kassem (2018) avaliaram as alterações nos tecidos moles e a sua estabilidade a longo prazo em adultos com mordida aberta anterior esquelética tratados por intrusão de dentes posteriores maxilares usando miniplacas zigomáticas e extracções de pré-molares. No estudo, cefalogramas laterais de 26 pacientes foram tirados no pré-tratamento (T1), pós-tratamento (T2), 1 ano pós-tratamento (T3) e 4 anos pós-tratamento (T4). Os resultados mostraram que, no final do tratamento, a altura facial dos tecidos moles e a convexidade do perfil foram reduzidas. Os lábios aumentaram em comprimento e espessura, com recuo do lábio superior e avanço do lábio inferior. A taxa de recidiva total variou de 20,2% a 31,1%. Aos 4 anos pós-tratamento, 68,9% a 79,8% dos efeitos do tratamento dos tecidos moles estavam estáveis. As alterações no primeiro ano pós-tratamento foram responsáveis por aproximadamente 70% da recidiva total.

Casseta et al. (2018) descreveram uma nova técnica guiada por computador para uma preparação controlada do local e inserção de mini-implantes ortodônticos palatinos usando um software dedicado. Um guia cirúrgico foi projetado após o planeamento dos locais de inserção apropriados em imagens tridimensionais criadas pela fusão de imagens de tomografia computadorizada de feixe cônico (CBCT) e modelo dentário digital. As imagens de CBCT pré e pós-operatórias foram comparadas e os desvios angulares, coronais e apicais entre os mini-implantes planeados e colocados foram calculados. Os desvios coronais e apicais médios foram de 1,38 mm (variação: 3,48-0,15 mm; desvio padrão (DP): 0,65) e 1,73 mm (intervalo: 5,41-0,10 mm; DP: 1,03), respetivamente, enquanto o desvio angular médio foi de 4,60 graus (intervalo: 15,23-0,54 graus; DP: 2,54). O presente guia cirúrgico permite uma colocação controlada e precisa do mini-implante palatino em três dimensões.

Kim et al. (2019) investigaram a dinâmica da formação óssea alveolar e o padrão de cicatrização após a remoção de DATs. 32 mini-implantes foram inseridos no osso alveolar inter-radicular bucal em cães beagle e foram removidos em diferentes pontos de tempo durante um período de 13 semanas. Foram injectados 6 marcadores fluorescentes in vivo diferentes às 1, 2, 6, 8, 10 e 12 semanas. Foram avaliadas alterações seriadas na aposição óssea nos locais de remoção e nos locais de controlo intactos utilizando TC, histologia e histomorfometria óssea. Os resultados mostraram que houve uma aposição óssea gradual no local de remoção do TAD, com o volume ósseo/volume tecidular (BV/TV) a atingir o nível do osso alveolar de controlo às 7 semanas. Histologicamente, foi detectado osso tecido recém-formado no local de remoção às 13 semanas. A taxa de aposição mineral acelerada (MAR) e a taxa de formação óssea (BFR) foram registadas entre 2 e 6 semanas no local de remoção. A MAR e a BFR diminuíram gradualmente após o seu pico às 2-4 semanas, a BFR no local de remoção era ainda superior à do local de controlo às 10-12 semanas.

Chang et al. (2019) apresentaram um caso que descreve a utilização da intrusão de molares suportada por um dispositivo de ancoragem temporária (DAT) para corrigir a mordida aberta anterior e obter a correção do overjet. Neste estudo, uma mulher de 13 anos apresentou um perfil esquelético de Classe II, com overjet aumentado e mordida aberta anterior foi tratada com uma combinação de intrusão dos dentes posteriores e extrusão dos dentes anteriores. A intrusão dos dentes posteriores maxilares foi efectuada com um TAD palatino e um arco transpalatino nos primeiros molares superiores para controlar a dimensão transversal. O ângulo do plano mandibular do paciente foi mantido com esta abordagem de tratamento. O relato de caso mostra uma nova e eficiente abordagem de tratamento usando a intrusão de molares apoiada por um TAD palatino com um TPA para combater os efeitos colaterais transversais adversos.

Bucur et al. (2021) efectuaram uma revisão sobre a avaliação das taxas de insucesso e dos factores que afectam a estabilidade e o sucesso dos dispositivos de ancoragem temporária (DAT). Os dados foram recolhidos de bases de dados electrónicas: Base de dados MEDLINE e Google Scholar. Os seguintes critérios de seleção foram utilizados para selecionar os artigos adequados: artigos sobre implantes e parafusos utilizados como ancoragem ortodôntica, publicados em inglês, com investigações clínicas e experimentais prospectivas e retrospectivas. A busca forneceu 209 resumos sobre DATs utilizados como ancoragem. Após a leitura e aplicação dos critérios de seleção, 66 artigos foram incluídos no estudo. Os dados obtidos foram divididos em dois tópicos: quais os factores que afectaram a taxa de sucesso dos DAT e em que grau e em quantos artigos foram citados. Os factores clínicos foram divididos em três grupos principais: factores relacionados com o doente, factores relacionados com o implante e factores relacionados com a gestão. Embora todos os artigos incluídos nesta meta-análise tenham relatado taxas de sucesso superiores a 80%, os factores que determinam as taxas de sucesso foram inconsistentes entre os estudos analisados, o que levou à sua conclusão.

Methre at al. (2021) apresentaram um relato de caso para avaliar o tratamento do apinhamento em uma paciente do sexo feminino com má oclusão de Classe II com a mecanoterapia convencional de aparelhos fixos, utilizando dispositivos de ancoragem temporários para fins de ancoragem absoluta. O caso necessitava da extração dos primeiros pré-molares para correção dos dentes anteriores superiores e inferiores proclinados, posicionados para frente e apinhados. A avaliação clínica e cefalométrica revelou um padrão esquelético de Classe I e o exame clínico revelou a presença de um perfil facial ortognático, um padrão de crescimento médio a horizontal, sobressaliência e sobremordida aumentadas, apinhamento na região anterior maxilar e mandibular, lábios incompetentes, aumento da plenitude e tensão labial, um sorriso gengival com um arco de sorriso invertido inestético e um ângulo nasolabial diminuído. Após tratamento ortodôntico fixo com remoção de todos os 1ºs pré-molares e com retração do segmento anterior, verificou-se uma melhoria acentuada do sorriso, do perfil facial e da oclusão do paciente, tendo-se verificado um aumento notável da sua confiança e qualidade de vida. As mudanças no perfil e os resultados do tratamento foram demonstrados com a seleção adequada do caso e a boa cooperação do paciente com a terapia com aparelho fixo.

Pozzan et al. (2022) analisaram a influência de cada passo do fluxo de trabalho digital no desvio do eixo de inserção dos mini-implantes numa amostra bicortical. A hipótese nula é que não existem diferenças significativas nos desvios entre os passos operatórios. No estudo, foram selecionados 33 indivíduos para a inserção de mini-implantes palatinos bicorticais com um protocolo de 1 visita. Foram recolhidas lâminas digitais nas três fases do processo de trabalho (ou seja, planeamento digital, protótipo laboratorial, impressão pós-inserção). Foi efectuada uma análise de software 3D num total de 64 mini-implantes. Após o reconhecimento automático da forma dos orifícios-guia do plano digital e dos corpos de digitalização do protótipo laboratorial e da impressão pós-inserção como cilindros geométricos, o seu eixo longitudinal tridimensional foi traçado e o desvio entre eles foi calculado. Este estudo sugeriu que os procedimentos laboratoriais, como a produção de guias cirúrgicas ou a prototipagem rápida, não desempenham um papel significativo no grau de desvio entre os DATs palatinos planeados e posicionados.

Ritchie, McGregor, & Bearn (2023) examinaram e sintetizaram qualitativamente a literatura sobre as forças envolvidas com o uso de DATs e os efeitos sobre a dentição e as estruturas circundantes na movimentação dentária ortodôntica, para proporcionar uma melhor compreensão das interações complexas e das implicações clínicas. Os estudos selecionados foram estudos clínicos, estudos de simulação (computorizados ou laboratoriais) ou estudos em animais, sem restrição de género, idade, tipo de estudo ou contexto. O estudo centrou-se nas forças envolvidas com o uso de DATs no tratamento ortodôntico e seus efeitos sobre a dentição e estruturas circundantes. Os resultados de 203 estudos incluídos foram agrupados em sete intervenções baseadas em DATs, combinando os estudos clínicos, de simulação e em animais. Foram elas: retração em massa dos dentes anteriores, intrusão, movimento de um único dente, intervenções ortopédicas, distalização, expansão maxilar e outro tipo. Nos sete tipos de intervenções baseadas em TAD, foram descritos os efeitos na dentição e nas estruturas circundantes, proporcionando uma melhor compreensão das interações complexas. É fornecido um guia para o nível e a direção das forças em cada tipo de intervenção para ajudar os clínicos a obter resultados de alta qualidade.

Teerão e Irão (2023) apresentaram um caso sobre a gestão clínica e orto-cirúrgica de um paciente com fenda dentoalveolar completa mediana com mordida em tesoura dentária e esquelética severa bilateral com dificuldades funcionais e estéticas causadas por uma distração osteogénica (DO) mal sucedida sem qualquer história de enxerto primário ou secundário. O paciente foi tratado através de osteotomia segmentar, aumento dos tecidos em falta, TADs (Dispositivos de Ancoragem Temporária) dos arcos superior (médio-palatino) e inferior e tratamento ortodôntico fixo para corrigir a mordida em tesoura iatrogénica. Por fim, o processo de tratamento foi seguido de reabilitação com implantes e próteses dos dentes anteriores superiores. Os resultados finais revelaram uma relação esquelética e oclusal funcional e estética de primeiros molares de Classe II com cúspide completa e caninos de Classe I, com um overjet e overbite normais e uma linha média dentária superior e inferior coincidente. A mostra gengival do paciente ao sorrir e a arcada do sorriso melhoraram significativamente no final do tratamento.

Mayahara et al. (2024) investigaram o efeito dos DATs na movimentação dentária anterior utilizando a mecânica de alças realizada em casos reais de protrusão bimaxilar. No estudo, 20 pacientes adultos com protrusão bimaxilar severa foram tratados com quatro extracções de bicúspides com mecânica de deslizamento ou de alça (n = 10 em cada mecânica) usando DATs. Os padrões esqueléticos e da prótese, bem como o perfil dos tecidos moles dos cefalogramas laterais pré-tratamento (T0) e pós-tratamento (T1), foram comparados entre as mecânicas de deslizamento e de alça de fechamento. Os resultados do estudo mostraram que o uso de DATs é útil para a retração dos dentes anteriores sem perda de ancoragem molar nas mecânicas de deslizamento e de alça. Os dentes anteriores superiores estavam menos inclinados para lingual e os dentes anteriores inferiores estavam mais verticalizados, resultando numa menor rotação do plano oclusal no sentido dos ponteiros do relógio na mecânica de ansa, em comparação com a mecânica de deslizamento.

EVOLUÇÃO E ANTECEDENTES HISTÓRICOS

Ancoragem ortodôntica:

Muito cedo na nossa história, os ortodontistas perceberam as limitações do uso de dentes como ancoragem para mover outros dentes. Já **em 1728, Fauchard** descreveu o uso do arco de expansão que, ligando os dentes a uma placa metálica rígida de formato ideal, alargava a dentição apinhada para uma forma mais normal.

Cerca de 100 anos depois, **Gunnell** afirmou ter utilizado a ancoragem occipital em 1822, mas não descreveu seu uso até 1841. **Em 1841, J.M.A Schange** aperfeiçoou o "crib" de Delabarre e utilizou-o para fixar a placa palatina como ancoragem, o que permitiu a utilização de um arco labial e ligaduras de fios de seda ou ouro para realizar vários movimentos dentários. A ancoragem occipital foi mais tarde aperfeiçoada por **Angle em 1891**. **Desirabode, em 1843**, utilizou dentes com raízes mais longas e fortes como ancoragem para movimentar outros dentes. É claro que nenhuma discussão sobre ancoragem ortodôntica estaria completa sem as contribuições de **E.H. Angle**, que também introduziu a ideia de ancoragem estacionária em 1887 e de ancoragem oclusal em 1891.

Embora o princípio da ancoragem ortodôntica tenha sido implicitamente compreendido desde o século XVII, ele foi claramente articulado desde 1923, quando **Louis Ottofy** o definiu como "a base contra a qual a força ortodôntica ou a reação da força ortodôntica é aplicada". **Ottofy** também resumiu as categorias de ancoragem previamente delineadas por **E.H. Angle** e outros como simples, estacionária, recíproca, intrabucal, intermaxilar ou extrabucal.

Moyers expandiu **o** sistema de classificação **de Ottofy**, delineando claramente as diferentes subcategorias de ancoragem extra-oral, bem como dividindo a ancoragem simples em subcategorias simples, compostas e reforçadas.

Gianelly e Goldman sugeriram os termos máximo, moderado e mínimo para indicar a extensão em que os dentes das unidades activas e reactivas se devem mover quando é aplicada uma força.

Marcotte e Burstone classificaram a ancoragem em três categorias - A, B e C, consoante a parte da unidade de ancoragem que contribui para o fecho do espaço.

Antecedentes evolutivos e históricos

A evolução dos dispositivos de ancoragem esquelética baseou-se no desenvolvimento e aperfeiçoamento da ancoragem ortodôntica tradicional, dos métodos de fixação ortognática e dos implantes dentários. A ancoragem óssea basal foi sugerida há mais de 60 anos como uma alternativa ao aumento do número de dentes para alcançar a ancoragem convencional. O aparelho extrabucal tem sido considerado uma forma eficaz de ancoragem ortodôntica, mas depende da cooperação do paciente e, sem ele, os resultados do tratamento são limitados. Por esse motivo, foram desenvolvidas outras alternativas, como os aparelhos intra-orais e os implantes. No entanto, para utilizar implantes, é necessária uma estrutura óssea boa e suficiente para a sua colocação. Para ultrapassar esta desvantagem, estão a ser desenvolvidos aparelhos mais pequenos, como os mini-implantes e os parafusos. Mais tarde, as modificações destas técnicas foram unificadas com os princípios biológicos e biomecânicos básicos da osteointegração na mecânica ortodôntica, que foram finalmente melhorados com base em experiências com a medicina dentária interdisciplinar.

Branemark e colegas, em 1969, foram os pioneiros do trabalho experimental original que estabeleceu o princípio da osteointegração, tendo sugerido originalmente a possibilidade de utilizar materiais biocompatíveis para substituir dentes em falta.

Greenfield, numa patente de 1909 intitulada "Mounting for Artificial Teeth", imaginou um substituto para os dentes, cuja base era uma estrutura metálica que seria inserida numa cavidade perfurada no maxilar.

No entanto, segundo **Strock**, a malha de iridioplatina de **Greenfield** não era suficientemente forte para suportar as forças que lhe eram aplicadas. Além disso, a gaiola era frequentemente colocada tanto na região molar como na região canina com uma ponte de ouro suspensa entre as duas gaiolas. **Strock** sugeriu que a ponte foi colocada e carregada sem tempo suficiente para a osseointegração.

Alvin Strock, um dentista de Boston, começou a procurar os seus próprios métodos de substituição de dentes. Naquela altura, os implantes eram frequentemente feitos de chumbo e ferro, que se corroíam intra-oralmente e também causavam reabsorção óssea. Como a gaiola de Greenfield não era adequada, Strock começou a utilizar o princípio do parafuso de fixação combinado com uma liga chamada vitallium. **Venable e Stuck** descobriram que esta liga era completamente inerte no osso. Strock começou a utilizar um parafuso venable de vitallium de 5/8 polegadas para a substituição imediata de incisivos perdidos em resultado de traumatismo ou fracasso endodôntico. Na década de 1940, ele discutiu vários pontos importantes que permanecem críticos ainda hoje. A colocação imediata é viável se existir osso suficiente para que o implante esteja seguro desde o início, e que a oclusão deve ser favorável para evitar traumas oclusais no implante. Por exemplo, ele deixava habitualmente a coroa de celuloide (provisória) fora da oclusão durante um período de 4 a 6 meses até ser substituída por uma coroa de porcelana.

No final da década de 1950, Per Ingvar Branemark utilizou câmaras ópticas de titânio especialmente concebidas para estudar a dinâmica intravascular da circulação da medula óssea por transiluminação in vivo. Nessa altura, as câmaras de titânio eram feitas por medida e extremamente caras, pelo que eram retiradas e reutilizadas. No entanto, o osso cresceu nos espaços finos do titânio e não podia ser facilmente removido. Foi esta descoberta que motivou as experiências pormenorizadas que se seguiram. Com base nestas e noutras descobertas do grupo de Branemark, este defendeu um tempo de cicatrização de 4 a 6 meses antes da carga funcional, uma vez que a função permitia micromovimentos, o que possibilitava o crescimento de tecido fibroso e a subsequente falha.

Aparentemente, o primeiro relato sobre a utilização de implantes osseointegrados para fins restauradores e ortodônticos surgiu **em 1969**, quando **Linkow** utilizou um implante de lâmina na região do 1º molar inferior como pilar parcial de uma ponte que foi restaurada antes da ortodontia. Foram usados elásticos de Classe II desde a ponte suportada pelo implante até à arcada superior para facilitar a movimentação dentária. Desde esta aplicação inicial, a utilização de implantes dentários osseointegrados para ancoragem ortodôntica tem sido bem documentada. **Kokich, Smalley e Smalley & Blanco** desenvolveram protocolos para determinar como colocar com precisão os implantes dentários na localização final desejada para procedimentos de restauração antes da terapia ortodôntica, de modo a que os implantes possam ser utilizados tanto para a ancoragem ortodôntica como para a terapia de restauração subsequente.

Fixação ortognática:

Embora as técnicas actuais de fixação para cirurgia ortognática sejam realizadas principalmente com placas e parafusos ósseos, a maioria das fracturas antes de 1800 eram tratadas com talas, ligaduras e combinações de aparelhos intra-orais/extra-orais. **Gordon Buck** é considerado o primeiro a colocar um fio interósseo numa fratura mandibular, em 1847. **Thomas Gilmer** foi o primeiro americano a utilizar a dentição para fixação maxilomandibular (fios) no tratamento de fracturas da mandíbula.

As placas ósseas foram originalmente introduzidas na cirurgia oral por

Christiansen em 1945. Contudo, no final da década de 1960, foram aplicados à mandíbula dados experimentais suficientes e a compreensão biomecânica da consolidação de fracturas de ossos longos. Atribui-se a Hans Luhr a introdução da placa de compressão na cirurgia maxilofacial no final da década de 1960. A sua placa de compressão de vitallium utilizou o princípio do parafuso deslizante para conseguir a compressão através dos segmentos fracturados, permitindo assim a possibilidade de consolidação da fratura sem a necessidade de fixação maxilomandibular.

A fixação com parafusos, utilizando a técnica do parafuso de retardamento, foi introduzida pela primeira vez na cirurgia maxilofacial **em 1970 por Brons e Boering**, que demonstraram a possibilidade de redução de fracturas com parafusos de apenas 2,7 mm de diâmetro. Finalmente, **em 1973, Michelet e colegas** iniciaram uma pequena revolução ao relatarem o tratamento de fracturas mandibulares utilizando placas e parafusos miniaturizados colocados intra-oralmente. Os parafusos ósseos miniaturizados, como única fonte de fixação, foram relatados pela primeira vez por Jeter e colegas em 1984. O seu grupo colocou três parafusos ósseos de 2,0 mm de diâmetro bilateralmente através de uma abordagem transoral para fixar a mandíbula após osteotomia.

Primeira experiência com Dispositivos de Ancoragem Temporária:

A ideia de utilizar parafusos fixados ao osso para obter uma ancoragem absoluta remonta a 1945, quando **Gainsforth e Higley**, compreendendo que "os dentes selecionados para a ancoragem se movem frequentemente em simultâneo com aqueles em que se pretende movimento", procuraram "um método de ancoragem óssea basal". Usando um orifício piloto de 2,4 mm, um parafuso de vitallium de 3,4 mm de diâmetro X 13 mm de comprimento foi colocado no ramo ascendente de 6 cães **(Figura 1.1).** Um elástico com 140 a 200 g de força foi fixado da cabeça do parafuso a um fio de 0,040 polegadas que deslizou através de um tubo na banda do molar superior e foi soldado à banda do canino superior. O sistema foi concebido para inclinar/retrair distalmente o canino, carregando imediatamente os parafusos com os elásticos.

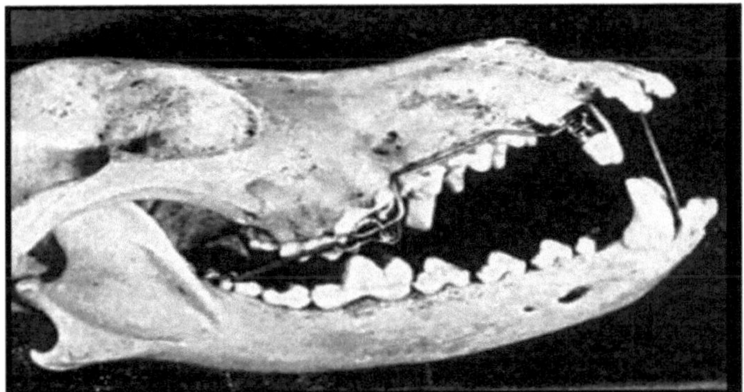

Figura 1.1: Parafuso de Vitallium colocado no ramo ascendente de cães.

Infelizmente, todos os parafusos foram perdidos num prazo de 16 a 31 dias. Os autores não descrevem infeção franca; no entanto, as falhas podem ter sido devidas à falta de antibióticos bem desenvolvidos na altura, bem como à carga dinâmica dos parafusos.

Em 1964, Branemark et al. observaram uma ancoragem firme do titânio ao osso sem qualquer reação adversa dos tecidos. Em 1969, demonstraram que os implantes de titânio eram estáveis ao longo de 5 anos e que se integravam no osso ao microscópio ótico. Desde então, os implantes dentários têm sido utilizados para reconstruir maxilares humanos ou como pilares para próteses dentárias. A taxa de sucesso tem sido atribuída ao material, às técnicas cirúrgicas e à forma como os implantes são colocados.

Duas décadas mais tarde, **Linkow (1969, 1970)** utilizou implantes endósseos mandibulares bladevent num paciente para aplicar elásticos de classe II, mas não relatou a estabilidade a longo prazo. Os implantes de carbono vítreo apresentaram uma taxa de insucesso de 67%, quando submetidos a carga ortodôntica e a tentativa de utilização de implantes cerâmicos revestidos a biovidro para ancoragem ortodôntica foi quase tão dececionante. Todos os materiais acima referidos são compatíveis com o osso, mas nenhum deles mostrou uma fixação consistente a longo prazo do osso à superfície do implante, o que significa que não alcançaram uma verdadeira osseointegração.

O primeiro relato clínico na literatura sobre o uso de DATs surgiu **em 1983**, quando **Creekmore e Eklund** utilizaram um parafuso ósseo de vitallium para tratar um paciente com sobremordida profunda. O parafuso foi inserido na espinha nasal anterior para intruir a raiz e corrigir os incisivos superiores usando um fio elástico do parafuso para os incisivos 10 dias após a colocação do parafuso.

Entretanto, o uso de implantes mini-implantes para ancoragem ortodôntica não foi imediatamente aceito. Posteriormente, vários trabalhos se concentraram no uso de outros meios para obter ancoragem esquelética para o movimento dentário ortodôntico, como **Guyman 1980** mostrou que dentes anquilosados podem ser usados com sucesso como âncoras para expansão palatina em macacos rhesus. Mais tarde, **Kokich, em 1985,** utilizou dentes anquilosados intencionalmente como ancoragem esquelética para tratar um menino de cinco anos de idade com síndrome de Apert.

ANCORAGEM ESQUELÉTICA

Segundo Proffit, no planeamento do tratamento ortodôntico, simplesmente não é possível considerar apenas os dentes cujo movimento é desejado. Os efeitos recíprocos em toda a arcada dentária devem ser cuidadosamente analisados, avaliados e controlados. Um aspeto importante do tratamento é maximizar o movimento dentário desejado, enquanto minimiza o movimento dentário indesejável devido às forças de reação.

Verificou-se que os dentes selecionados para a ancoragem se movem frequentemente em simultâneo com aqueles em que o movimento é desejado, devido à instabilidade dos dentes quando utilizados para efeitos de ancoragem. Por conseguinte, pensou-se que, se a ancoragem pudesse ser obtida a partir de um ponto dentro do osso basal, a estabilidade seria grandemente aumentada.

Os aparelhos de ancoragem intra-oral são inadequados no controlo das unidades de ancoragem. Apesar de alguns estudos mostrarem que um TPA era capaz de melhorar a ancoragem, aumentando a resistência dos molares ao movimento. Na maioria dos estudos sobre aparelhos de Nance, a perda de ancoragem foi inevitável e a higiene oral reduzida sob o botão de resina acrílica foi associada à inflamação dos tecidos moles. Já com os aparelhos de ancoragem extra-oral, como os aparelhos extrabucais, o sucesso deste tratamento depende inteiramente da cooperação do paciente. Muitos pacientes rejeitam os aparelhos extrabucais devido a preocupações estéticas e sociais.

Mesmo uma pequena força reactiva pode causar movimentos indesejáveis; por isso, é importante ter uma ancoragem absoluta para os evitar. Esta ancoragem só pode ser obtida através da ancoragem esquelética, que inclui todos os dispositivos que são fixados diretamente no osso.

Os implantes, como meio de melhorar a ancoragem ortodôntica (dispositivos de ancoragem temporária; DAT's), estão a ganhar uma importância crescente no tratamento ortodôntico, devido às limitações e problemas de aceitação dos aparelhos de ancoragem intra-orais e extra-orais convencionais.

Um dispositivo de ancoragem temporária (DAT) é um dispositivo que é temporariamente fixado ao osso com o objetivo de melhorar a ancoragem ortodôntica, quer apoiando os dentes da unidade reactiva, quer evitando a necessidade da unidade reactiva, e que é subsequentemente removido após utilização. Podem ser localizados transostealmente, subperiostealmente ou endostealmente; e podem ser fixados ao osso mecanicamente (estabilizados corticalmente) ou bioquimicamente (osseointegrados).

A grande vantagem destes implantes é o facto de permitirem a movimentação de vários dentes sem perda de ancoragem. Podem ser colocados em zonas onde a ancoragem natural ou os aparelhos ortodônticos convencionais são impraticáveis, incluindo os espaços edêntulos no alvéolo de qualquer arcada, o palato, o processo zigomático, as regiões retromolares e o ramo.

A Ancoragem Esquelética inclui todos os dispositivos fixados ao osso com o objetivo de aumentar a ancoragem para fins ortodônticos.

1. Dentes anquilosados intencionalmente
2. Fios de Zygoma
3. Implante dentário convencional
4. Implantes palatais e onplants
5. Miniplacas
6. Mini-parafusos

1. DENTES ANQUILOSADOS INTENCIONALMENTE

Guyman, em 1980, utilizou dentes anquilosados como pilares para transmitir forças direcionadas lateralmente através da sutura palatina média em três macacos rhesus (Macaca mulatta). Os incisivos laterais permanentes superiores desses macacos rhesus foram intencionalmente anquilosados pela técnica de reimplante e esplintagem. Uma força de expansão de 1 libra foi aplicada aos dentes anquilosados durante 5 a 15 semanas. A expansão sutural intermaxilar e interpremaxilar foi monitorizada radiograficamente durante o período experimental.

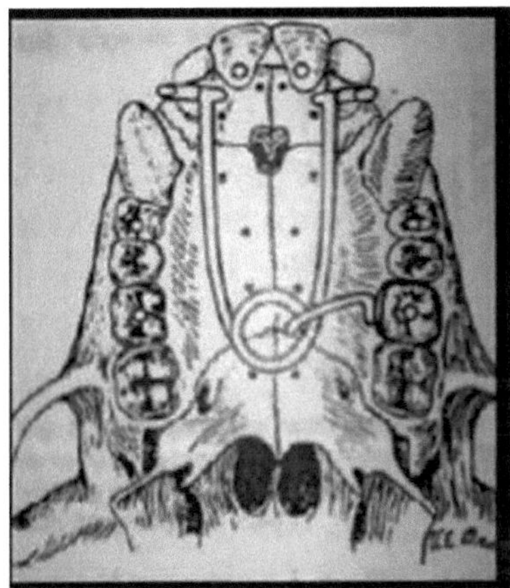

Figura 2.1: Dentes anquilosados utilizados para expansão palatina.

A expansão esquelética da maxila foi alcançada sem a concomitante inclinação vestibular dos dentes pilares. Houve deposição de tecido osteoide em áreas localizadas do cemento e dentina reabsorvidos dos dentes anquilosados. O ligamento periodontal apresentou alterações atróficas e degenerativas semelhantes às encontradas com o aumento da idade em seres humanos.

Guyman descobriu que os dentes anquilosados podem ser usados com sucesso como âncoras para a expansão palatina em primatas não humanos.

Vantagens da utilização de um dente intencionalmente anquilosado para ancoragem

- O dente é biocompatível.
- Produz movimento esquelético e não dentário. (Bom potencial de ancoragem).
- O procedimento é eficaz e apresenta um risco insignificante para o paciente.

Desvantagem -

O dente anquilosado tem uma esperança de vida limitada antes da reabsorção completa da raiz e da esfoliação.

Kokich et al (AJO 1985) utilizaram dentes anquilosados intencionalmente para tratar um menino de cinco anos de idade que apresentava síndrome de Apert com sinostose prematura de ambas as suturas coronais e anomalias concomitantes da base do crânio. No caso descrito, a anquilose foi feita intencionalmente pela extração dos caninos decíduos, seguida de tratamento endodôntico, remoção das fibras periodontais remanescentes e os dentes foram mantidos fora do alvéolo por 45 minutos antes do reimplante.

Foi feito um orifício de 2 mm através da coroa para passar um fio de 0,040 polegadas. Foi permitido um período de 8 semanas para a anquilose e, posteriormente, o aparelho protractor foi colocado. Após 12 meses de tratamento, foi alcançada uma protracção de 4mm e os dentes anquilosados intencionalmente tornaram-se móveis no final do tratamento, com sinais de reabsorção radicular radiográfica na radiografia.

Kokich sugeriu que esta técnica é especialmente apropriada para pacientes com hipoplasia maxilar resultante de um distúrbio no crescimento da maxila. Pacientes com qualquer um dos distúrbios braquicefálicos complexos (síndromes de Crouzon, Apert e Pfeiffer), que geralmente têm faces médias severamente retruídas, podem se beneficiar dessa abordagem. Por vezes, estes doentes necessitam de cirurgia numa idade precoce. Nesses pacientes, os dentes anquilosados podem ser benéficos no pós-operatório para fornecer um pilar para suporte dirigido anteriormente durante a cicatrização e o crescimento facial subsequente. Noutros distúrbios de crescimento maxilar menos graves, como as fendas labiais e palatinas, a técnica de anquilose e protracção anterior pode ser uma excelente forma de produzir movimento esquelético sem dentes indesejados.

2. FIOS DE ZIGOMA

Em 1998, Melsen B introduziu a ligadura zigomática, um método simples e económico de ancoragem para intrusão e retração dos incisivos superiores. Num paciente parcialmente desdentado, a melhor qualidade óssea encontra-se na região do arco zigomático e da crista infrazigomática, que pode ser utilizada para fins de ancoragem.

Técnica cirúrgica:

- Sob anestesia local (lidocaína a 2% com adrenalina 12,5 microgramas/ml), é efectuada uma incisão de 1 cm de comprimento até à superfície óssea da crista infrazigomática, em frente ao primeiro molar superior, em ângulo reto com o processo alveolar.

- Após a localização da porção inferior da crista infrazigomática, um canal horizontal é perfurado aproximadamente 1cm lateral ao processo alveolar, com orifícios de entrada e saída na porção superior da crista infrazigomática.
- Um fio de aço inoxidável macio de .012" com torção dupla é puxado através deste canal e depois torcido durante cerca de 2 cm no lado anterior da crista infrazigomática.

- A parte torcida é coberta por um cateter de polietileno fino com 2 cm de comprimento, que protegerá a mucosa onde o fio penetra na cavidade oral.
- O cateter de polietileno é fixado ao fio torcido com um "anel" de fio macio de 0,012", colocado fora dos tecidos moles. A extremidade solta do fio torcido é fixada temporariamente ao aparelho ortodôntico na região da cúspide.
- A incisão é fechada com duas ou três suturas de seda 4-0, que podem ser removidas após uma semana. Em seguida, o ortodontista, pode ajustar o comprimento do fio extramucoso para obter o ponto de aplicação correto para a direção de força desejada.

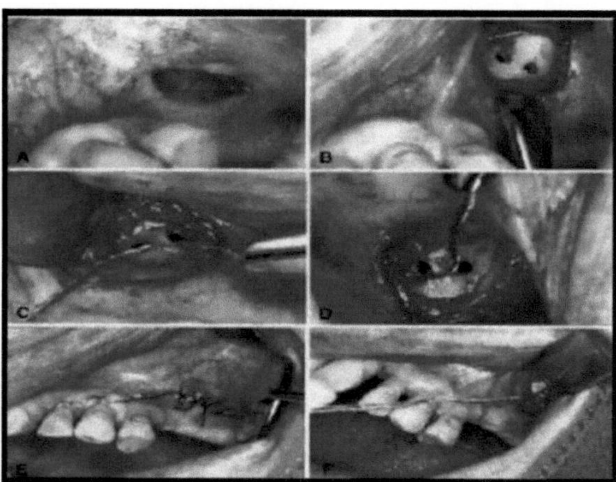

Figura 2.2: Técnicas cirúrgicas para fios de zigoma. A. Incisão efectuada até à superfície óssea da crista infrazigomática. B. Canal horizontal perfurado através da parte superior da crista. C. Fio de aço inoxidável de .012" torcido inserido através dos orifícios. D. Fio torcido durante cerca de 2 cm antes da crista. E. Fio torcido coberto com um cateter de polietileno para proteger a mucosa; a incisão é suturada. F. Após a cicatrização, o paciente está pronto para o tratamento ortodôntico.

Técnica ortodôntica:

Uma pequena dobra é feita no fio, e uma mola helicoidal que fornece a força necessária é estendida da ligadura zigomática até o ponto determinado de aplicação de força no aparelho anterior. A unidade anterior maxilar inicial pode estender-se de canino a canino, mas mais frequentemente inclui apenas os incisivos. Estes dentes são ligados entre si para formar, de facto, um grande dente; o centro de resistência desta unidade determina o ponto de aplicação de força. O tempo de tratamento é normalmente de três a seis meses, durante os quais apenas serão necessários pequenos ajustes se a linha de força correta tiver sido selecionada. O resultado deve ser mantido por aproximadamente o mesmo período de tempo, e a reconstrução protética, ponte, deve ser construída imediatamente após a remoção do aparelho. Quaisquer movimentos dentários intrasegmentares necessários para o fechamento do espaço devem ser realizados durante a intrusão e retração ativa, mas o alinhamento final deve ser deixado para a última etapa do tratamento. Os fios zigomáticos são removidos sob anestesia local, puxando uma das extremidades; não é necessária reabertura cirúrgica.

Vantagens:

1. Não é necessário qualquer equipamento especial.
2. Os materiais são baratos.
3. A ancoragem pode ser utilizada imediatamente após a inserção.
4. O tempo de tratamento é curto.
5. A remoção é rápida e fácil.

3. IMPLANTES CONVENCIONAIS

O número de pacientes adultos ortodônticos com maxilares parcialmente edêntulos está a aumentar. Quando um paciente tem vários dentes ausentes, a ancoragem para a movimentação dentária diminui. O tratamento ortodôntico de pacientes parcialmente desdentados é muitas vezes difícil, especialmente se um número significativo de dentes estiver ausente. Com a perda de dentes, os dentes adjacentes ou opostos normalmente inclinam-se, desviam-se ou sobreinvertem-se, deixando espaços que são inadequados para uma substituição óptima dos dentes em falta. A correção ortodôntica destas más oclusões é necessária para estabelecer a posição ideal dos dentes para a substituição protética dos dentes em falta, a função, a higiene e a estética.

Os ortodontistas confiam nos dentes para fornecer a ancoragem para corrigir as más oclusões. Na maioria dos pacientes, a ancoragem dentária é normalmente adequada para facilitar o movimento dentário. No entanto, em alguns pacientes parcialmente edêntulos, a insuficiência de dentes proporciona uma ancoragem inadequada para a correção da má oclusão. Nestes pacientes, os implantes podem proporcionar uma ancoragem adicional. Atualmente, muitos pacientes parcialmente edêntulos estão a ser restaurados com implantes como pilares para pontes fixas. Se for necessário tratamento ortodôntico para estes pacientes, os implantes podem ser utilizados inicialmente como âncoras para a movimentação dentária e, posteriormente, como pilares para restaurações fixas.

São necessários vários factores para garantir o sucesso quando se utilizam implantes como âncoras para mover dentes adjacentes. O primeiro e mais importante é o processo de planeamento. É impossível realizar este tipo de tratamento interdisciplinar sem uma boa comunicação entre todos os membros da equipa. Na maioria dos pacientes ortodônticos, o planeamento interdisciplinar não é necessário. No entanto, no paciente parcialmente edêntulo, ele é obrigatório. O contributo do dentista restaurador, do periodontista, do cirurgião oral e maxilofacial e do ortodontista ajudará a formular os objectivos adequados, a sequência do tratamento e a assegurar a qualidade do resultado final. Isto é especialmente importante quando estão a ser utilizados implantes. Ao determinar cuidadosamente a posição correta do implante antes da terapia ortodôntica, este pode ser utilizado como uma âncora para a movimentação dentária e também como um pilar para uma restauração fixa após a conclusão da terapia ortodôntica.

A localização e a orientação destes implantes são fundamentais, caso contrário os implantes podem não ser úteis para a movimentação dentária ou para a substituição protética dos dentes em falta. A determinação da localização dos implantes para uso ortodôntico e protético representa a maior dificuldade no planeamento da colocação de implantes.

A colocação correta de implantes requer um plano de tratamento abrangente. Também é necessário conhecer os implantes osseointegrados, as suas limitações e o tipo de sistema de implantes que está a ser utilizado. A avaliação de cada doente requer uma história médica e dentária completa, um exame clínico, um exame radiográfico dos dentes e dos maxilares e moldes dentários articulados.

A colocação de implantes deve ser orientada pelo plano de tratamento restaurador ou protético, desde que os dentes estejam em posições aceitáveis. Um guia de colocação cirúrgica (modelo, stent) assegurará que os implantes são colocados com exatidão. A posição pós-ortodôntica dos dentes deve ser determinada antes do movimento dentário para determinar a posição ideal para cada implante. A localização do implante antes da terapia ortodôntica pode muitas vezes ser confusa. Isto é especialmente verdade se os dentes estiverem a mover-se na direção do implante ou a afastar-se dele durante a ortodontia. Nestas situações, o resultado final deve ser pré-determinado para obter a localização correta do implante e o tamanho correto das coroas e dos pônticos na prótese suportada por implantes. Isto requer uma configuração ortodôntica dos dentes existentes combinada com um enceramento de diagnóstico dos dentes de substituição protéticos. Este posicionamento preciso do implante requer a construção de uma configuração de cera de diagnóstico pré-tratamento.

Procedimento para a configuração do diagnóstico:

1. Durante a construção do set-up, o ortodontista deve posicionar os dentes em cera de forma realista, simulando o resultado da mecânica ortodôntica proposta.

2. Após a determinação da posição projectada do implante, essa informação deve ser transferida para o modelo original.

3. Um guia de colocação em plástico é construído e utilizado pelo médico para determinar a localização correta do implante intra-oralmente.

4. A guia de colocação baseia-se em informações derivadas da configuração de cera de diagnóstico. Por conseguinte, é necessário construir os moldes de preparação a partir de um duplicado exato dos dentes e das porções da base dos moldes dentários originais.

5. As bases são utilizadas como referência para a posição proposta para o implante.

6. A configuração de cera de diagnóstico funciona como um plano para a colocação correta do implante.

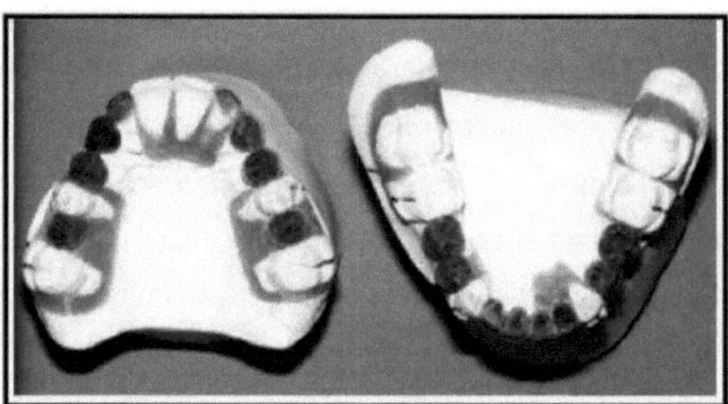

Figura 2.3: Preparação ortodôntica e enceramento de diagnóstico de dentes de substituição protéticos.

Momento adequado para a colocação do implante

Um passo crucial no processo é determinar a altura adequada para colocar o implante. Na maioria das situações, o implante é colocado antes do início do tratamento ortodôntico. No entanto, ocasionalmente, os implantes serão colocados durante o tratamento ortodôntico. Existem situações especiais, em que o movimento dentário em ambos os lados do implante pode ser imprevisível. Nesses doentes, é preferível iniciar o tratamento ortodôntico, alinhar os dentes e, em seguida, fazer um conjunto de moldes dentários de progresso e construir o conjunto de cera de diagnóstico com base nesses moldes.

Outra questão relacionada com a calendarização é a idade do doente. Estudos anteriores em animais experimentais demonstraram que os implantes não erupcionam. Os dentes continuarão a erupcionar se o paciente estiver a crescer. Por conseguinte, pode ocorrer uma discrepância significativa entre os implantes e os dentes naturais se o doente ainda estiver a crescer. Os implantes não devem ser colocados em indivíduos em fase de crescimento.

Em pacientes jovens, são utilizadas radiografias cefalométricas em série para determinar o momento adequado para a colocação de implantes. Se não for detectada qualquer alteração no desenvolvimento facial vertical, comparando duas radiografias cefalométricas tiradas com 12 meses de intervalo, os implantes podem ser colocados. Geralmente, as raparigas com mais de 14 anos de idade e os homens com mais de 19 anos de idade já completaram o crescimento facial.

Consideração pré-cirúrgica do local do implante -

Nalguns pacientes com espaços edêntulos de longa data, o osso vestibular é insuficiente para colocar um implante.

Nestas situações, são possíveis duas opções:

i. Envolve a colocação do implante e permite que as roscas do implante fiquem expostas na vestibular. Nestas situações, o osso descalcificado liofilizado é colocado sobre as roscas do implante.

ii. A membrana de politetrafluoretileno é posicionada sobre o osso e o implante, e o retalho é suturado. A membrana é mantida sob o retalho durante cerca de 6 a 8 semanas. É então removida e o retalho de tecido mole é recolocado sobre o implante. Investigações anteriores que utilizaram a membrana de politetrafluoretileno demonstraram uma deposição óssea significativa sobre os fios expostos em implantes colocados em seres humanos.

Outra opção para aumentar a largura do alvéolo é construir o rebordo antes da colocação do implante. Em doentes com rebordos estreitos, é necessário expor o osso, colocar osso descalcificado liofilizado ou autógeno na área e cobrir o rebordo com uma membrana de politetrafluoretileno especialmente concebida para o efeito. Esta membrana forma uma tenda sobre a crista. Impede a migração do epitélio para a zona. O osso implantado formará um andaime sobre o qual o corpo criará uma crista edêntula mais larga. Após este processo, os implantes podem então ser colocados neste rebordo recém-formado. A investigação anterior demonstrou que ambos os esforços de aumento do rebordo são possíveis. Se o rebordo alveolar for extremamente fino, é normalmente necessário um aumento do rebordo antes da colocação do implante.

Tempo necessário para a carga ortodôntica dos implantes -

Quando os implantes são utilizados como âncoras para o movimento ortodôntico, deve decorrer um período de tempo suficiente entre a colocação do implante e a aplicação da força ortodôntica. Quando as restaurações são colocadas sobre implantes, recomenda-se geralmente um período de 4 a 6 meses antes de se revelar o implante. Este intervalo representa o tempo necessário para o corpo depositar inicialmente e depois remodelar o osso à volta do implante.

Investigadores anteriores demonstraram que este processo demora cerca de 16 a 18 meses nos seres humanos. Quando um implante é inicialmente colocado, é depositado osso não-lamelar adjacente ao implante. Este é um osso fraco. Não suportará as forças oclusais. Ao longo do tempo, este osso sofrerá remodelação e formará osso osteoide secundário. Este último fortalece o osso. Após a remodelação secundária ter ocorrido, o implante pode ser descoberto e pode ser colocada uma restauração. Mas será que este intervalo de tempo é suficiente para o movimento ortodôntico? Em humanos, parece que 6 meses é satisfatório para assegurar que os implantes permanecerão imóveis durante a aplicação de força ortodôntica. Esta diretriz pode não se aplicar a implantes colocados na arcada maxilar, ou a diferentes tipos de materiais de implantes.

Quando um implante é utilizado como âncora para o movimento ortodôntico, deve ser colocada uma coroa provisória adequada sobre o implante. Esta restauração deve ser contornada de modo a que um bracket ortodôntico possa ser fixado à coroa. O tamanho da coroa provisória pode ser facilmente determinado a partir da configuração de cera de diagnóstico.

Tal como Smalley e Blanc referiram, os procedimentos são sensíveis à técnica e desafiantes. É difícil determinar a localização exacta para a colocação de implantes nesta situação, porque o movimento final da dentição natural nem sempre pode ser previsto com precisão, e os implantes só podem ser colocados numa área edêntula ou retromolar; por conseguinte, esta opção pode não ser prática para adultos totalmente dentados ou pacientes mais jovens com dentição decídua ou mista.

4. IMPLANTES PALATAIS E SOBREIMPLANTES

Os implantes palatais e os onplants são dispositivos miniatura, osseointegrados, mas como são removidos após o tratamento ortodôntico, qualificam-se como Dispositivos de Ancoragem Temporária (DAT's). São utilizados em arcadas totalmente dentadas que não podem acomodar implantes no processo alveolar e também não impedem o fecho do espaço. Consequentemente, os implantes têm de ser colocados noutros locais. Para o maxilar, foram propostas as regiões mediana e paramediana do palato duro, devido à sua fácil acessibilidade e às excelentes condições peri-implantares, uma vez que estão cobertas por mucosa aderente.

IMPLANTES PALATAIS

Os implantes palatinos são osseointegrados e podem ser ligados por um arco transpalatino (TPA), oferecendo assim uma ancoragem ortodôntica absoluta.

As vantagens dos implantes palatais incluem -

- Fácil de utilizar.
- Maior estabilidade.
- Não é necessária a colaboração do doente.
- Melhoria da estética.

Os implantes palatais são parafusos de titânio com uma superfície maquinada ou modificada (SLA = jato de areia, grão grosso, gravado com ácido). O aumento substancial da superfície do implante obtido com estas modificações da superfície compensa o comprimento reduzido dos implantes palatinos.

Implantes palatais; atualmente estão disponíveis dois sistemas -

i. O Straumann Orthosystem (Instituto Straumann AG, Waldenburg, Suíça).

ii. O dispositivo de fixação da flange (Branemark, Nobel Biocare, Goteborg, Suécia).

O dispositivo de flange (Branemark, Nobel Biocare, Goteborg, Suécia) (**Figura 2.4**) tem sido amplamente utilizado com sucesso para ancorar próteses faciais. Devido ao seu comprimento reduzido, este implante também tem sido utilizado no palato para uma ancoragem ortodôntica máxima. Superiormente ao corpo endósseo encontra-se uma flange perfurada com 5,5 mm de diâmetro. Fabricado em titânio comercialmente puro, tem um corpo endósseo em forma de parafuso auto-roscante com uma superfície maquinada e um comprimento de 3 ou 4 mm e um diâmetro roscado de 3,75 mm. Um pilar roscado é montado na parte superior da flange com um hexágono externo fixado para evitar a rotação. O dispositivo ortodôntico personalizado, que é fabricado no laboratório de prótese dentária, é então aparafusado no topo do pilar.

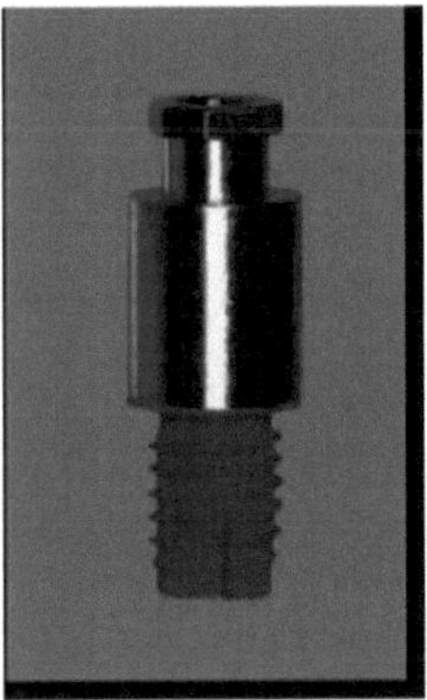

Figura 2.4: Dispositivo de flange (em cima), pilar transmucoso (a meio) e parafuso com hexágono externo (em baixo) para estabilidade rotacional.

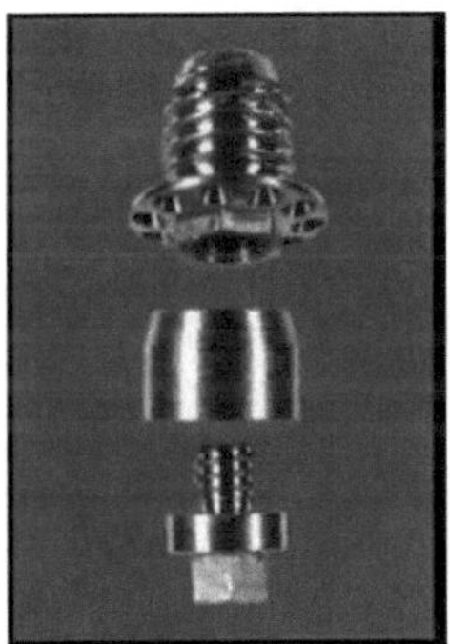

Figura 2.5: Implante Transmucosal Orthosystem®.

O Straumann Orthosystem (Institute Straumann AG, Waldenburg, Suíça) foi desenvolvido por Wehrbein Especificamente concebido para utilização em ortodontia, este implante palatino auto-roscante de unidade única em titânio comercialmente puro tem um comprimento de 4 ou 6 mm, um diâmetro de 3,3 mm e uma superfície SLA. O seu colar transmucoso de 2,5 mm tem uma superfície altamente polida (**Figura 2.5**).

Utilizações de implantes palatinos

- Para criar ou fechar espaços maxilares.
- Para mesialização ou distalização do maxilar.
- Para a correção das assimetrias da linha média e da intercuspidação.
- Em casos de edentulismo parcial da região posterior, de modo a que os dentes anteriores possam ser alterados tridimensionalmente.
- Expansão da maxila no adulto.

Implantes palatais reabsorvíveis -

Em 1996, Jurgen Glatzmaier desenvolveu um novo sistema de ancoragem de implantes ortodônticos composto por um implante produzido em polilactida biodegradável com uma superestrutura metálica.

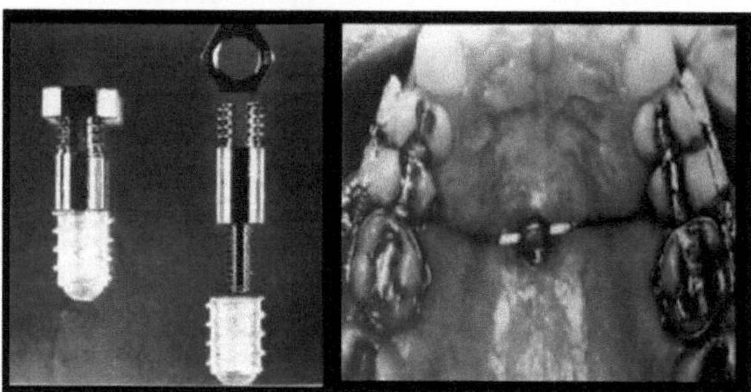

Figura 2.6: Implantes reabsorvíveis BIOS.

Apresentaram o implante **BIOS (bioresorbable implant anchor for orthodontics system)**, concebido para proporcionar funções de ancoragem ortodôntica em pacientes adolescentes e adultos, sendo depois reabsorvido sem reação de corpo estranho ou sinais de inflamação clínica.

Assim, evita a necessidade de intervenção cirúrgica durante a remoção.

A resistência ao cisalhamento e a resistência vertical máxima foram medidas em testes biomecânicos in vitro. Os autores concluíram que os dispositivos BIOS podem ser carregados com forças de corte horizontais de 50 N com uma deflexão média de 0,26±0,13 mm e forças de remoção verticais médias de 155±80 N.

O volume ósseo disponível no palato duro determina se os implantes palatinos podem ser utilizados. Os cefalogramas laterais e a tomografia computorizada dentária foram recomendados para a avaliação pré-cirúrgica do volume ósseo vertical do palato duro.

Mecânica ortodôntica com implantes palatinos:

Dependendo da situação clínica e do plano de tratamento ortodôntico, os implantes para ancoragem são carregados direta ou indiretamente. A ancoragem indireta implica que os dentes destinados a atuar como unidade reactiva são indiretamente estabilizados pelo implante palatino. Isto é conseguido com uma arcada trans-palatina para evitar a perda de ancoragem **(Figura 2.7).**

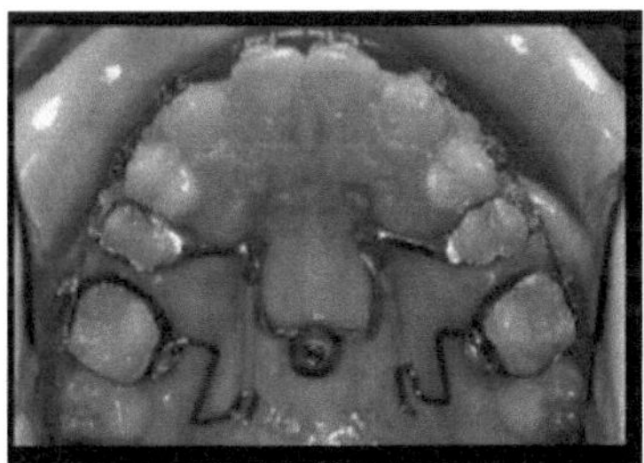

Figura 2.7: Ancoragem indireta a partir de implante palatino.

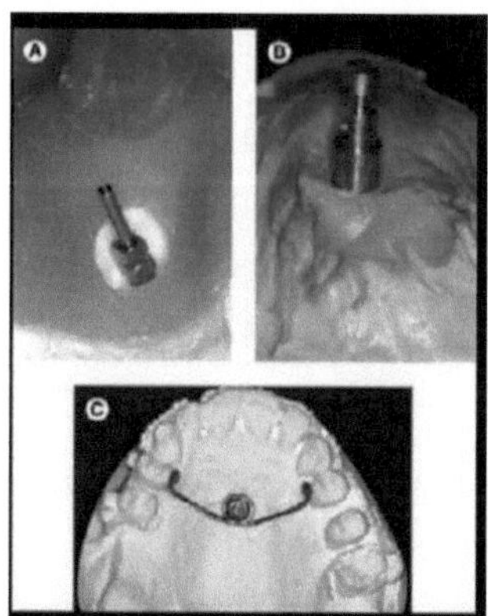

Figura 2.8: Procedimento padrão para conectar o implante palatino.

Tanto o procedimento padrão como o procedimento chair-side podem ser utilizados para ligar os dentes a serem estabilizados com o implante palatino. O procedimento padrão **(Figura 2.8)** requer um esforço laboratorial considerável. Requer transferências, que exigem a realização de moldagens, a preparação de uma moldeira personalizada e a realização de um molde principal com uma réplica do implante. Neste molde mestre, o técnico liga os dentes ao implante palatino.

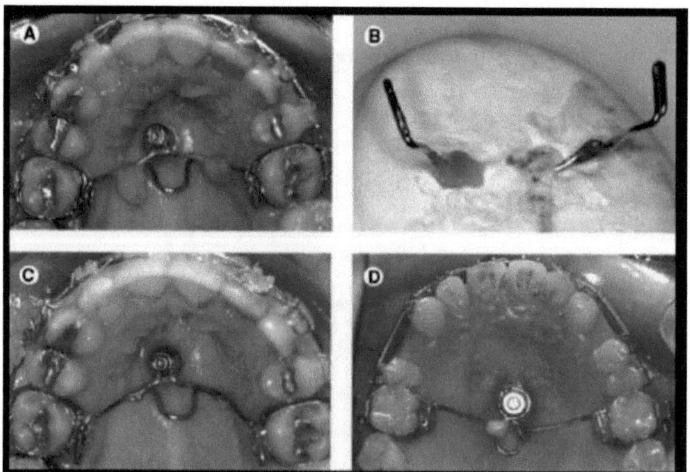

Figura 2.9: O procedimento na cadeira para o implante palatino. (A) Os conectores

pequenos e o TPA são indexados com Ultra Band-Lok® (Reliance Orthodontic Products Inc, Itasca, IL). Juntamente com os pequenos conectores e a tampa do implante, o TPA pode ser removido da boca através das bainhas molares abertas. (B) Suporte de gesso para embutir o TPA indexado - pequenos conectores. O cimento Ultra Band-Lok® é removido com um cortador e a soldadura é efectuada em série. (C) Vista intra-oral da conexão completa do implante TPA-palatino. (D) As extremidades do pequeno conetor são dobradas de distal para mesial, jacteadas e coladas em série à arcada transpalatina com pasta fotopolimerizável (Light Bond®, Reliance Orthodontic products Inc., Itasca, IL).

O procedimento de cadeira **(Figura 2.9)** é derivado de conceitos de tratamento ortodôntico e é independente da contribuição do laboratório. Os pequenos conectores na tampa palatina e o TPA são fixados por soldadura. Isto implica que a construção do conetor indexado ao compósito - TPA é temporariamente removida da boca e que as duas conexões entre o TPA e os pequenos conectores são soldadas. Em alternativa, os pequenos conectores e o TPA podem ser fixados diretamente na boca, utilizando um procedimento adesivo em vez de soldar. Isto é feito com adesivo fotopolimerizável e um primer metálico, que é usado rotineiramente para colar braquetes em superfícies metálicas (por exemplo, obturações de amálgama).

A carga direta implica que as forças necessárias para os movimentos dentários desejados são introduzidas diretamente no implante. Isto evita a necessidade de ancoragem dentária **(Figura 2.10).** Em termos de mecânica ortodôntica, a técnica do fio segmentado é utilizada para os movimentos dentários desejados. Os movimentos de translação resultantes são conseguidos com uma força constante e uma linha de ação invariável, como acontece com as alavancas em combinação com molas superelásticas de NiTi ou correntes elásticas. São utilizadas duas forças horizontais, uma que actua na vestibular ao nível do bracket e a outra na palatina da alavanca. O momento de inclinação da força vestibular é neutralizado pelo momento de verticalização da força palatina na região apical. As distâncias lineares entre o braquete e o centro de resistência, e entre a extremidade superior da alavanca e o centro de resistência, são idênticas - é utilizada uma força de 150 g.

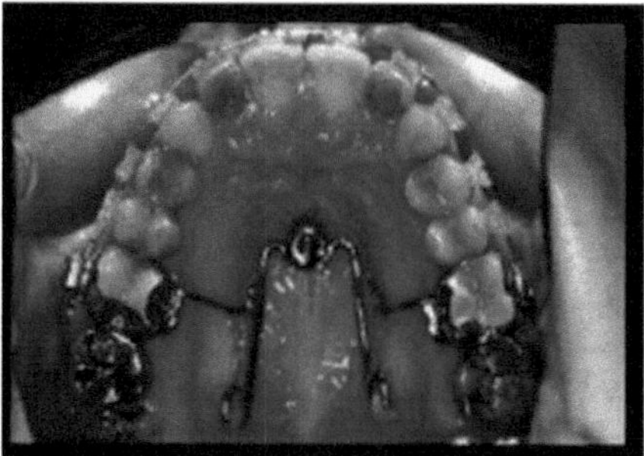

Figura 2.10: Carga direta no implante palatino.

Procedimento de remoção:

Quando o tratamento ortodôntico estiver concluído, o implante provisório é removido. Realizado sob anestesia local, o procedimento varia consoante o tipo de implante utilizado. Um cilindro-guia é fixado ao implante com um parafuso e o implante é cortado com uma broca adequada. Este procedimento gera um calor considerável e deixa um defeito extenso. Em alternativa, é utilizada uma trefina óssea para remover uma pequena camada de osso à volta do implante, que é posteriormente extraída. Atualmente, a rotação controlada minimamente invasiva é o procedimento de eleição. A osteointegração é quebrada através de rotações no sentido contrário ao dos ponteiros do relógio com a catraca, e o implante é depois removido com movimentos de rotação. É necessária uma força de até 55 Ncm e uma chave de torque mecânica para libertar os implantes osseointegrados. Para a remoção de dispositivos de flange, o pilar de montagem é fixado ao implante e o implante é removido por meio de rotações no sentido dos ponteiros do relógio com um binário definido.

Complicações dos implantes palatinos:

- Perda do implante causada por peri-implantite e afrouxamento do implante.

- Perfuração do pavimento nasal ou do seio maxilar.

Durante o período de cicatrização inicial, os implantes ligeiramente móveis podem ganhar estabilidade no prazo de 6 semanas. A utilização de bochechos com digluconato de clorexidina três vezes por dia e a limpeza mecânica com uma escova de dentes macia podem controlar o afrouxamento dos implantes

ONPLANTS PALATINOS

Em 1995, Block e Hoffman conceberam o "onplant", que é um disco fino de liga de titânio para utilização como TAD. A superfície do onplant que fica contra o osso é texturizada e revestida com uma camada de hidroxiapatite com 75 µm de espessura, enquanto a que fica virada para o tecido mole é uma liga de titânio lisa com um orifício roscado interno no centro para a colocação do pilar. A colocação do implante é semelhante à do implante palatino. Tem um período de cicatrização de aproximadamente 12 semanas, após o qual são aplicadas forças ortodônticas no pilar **(Figura 2.11**).

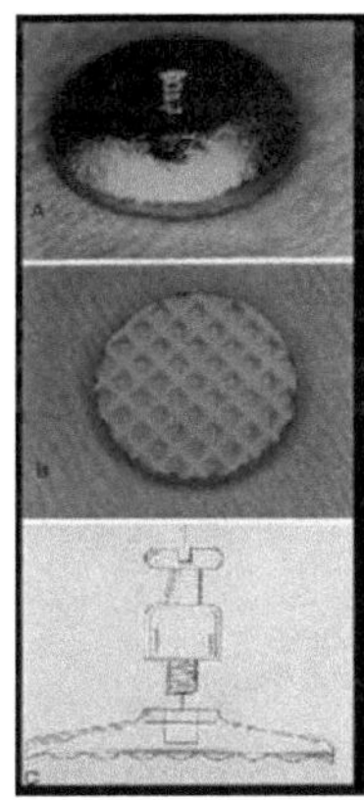

Figura 2.11: Implante palatino.

Método de colocação

Ao contrário dos implantes, os onplants requerem apenas procedimentos cirúrgicos simples para serem colocados e removidos, o que os torna mais versáteis do que os implantes como unidades de ancoragem em ortodontia. Além disso, ao contrário dos implantes, que são colocados em alvéolos ósseos recentemente preparados no osso alveolar, os onplants são osteointegrados em superfícies ósseas relativamente inactivas. Os onplants são colocados cirurgicamente na parte plana do osso palatino, perto da região dos molares superiores. É efectuada uma incisão na mucosa palatina a partir da área dos pré-molares em direção à linha média. O tecido é tunelizado por baixo, em toda a sua espessura, para além da linha média, até ao eventual local de implantação.

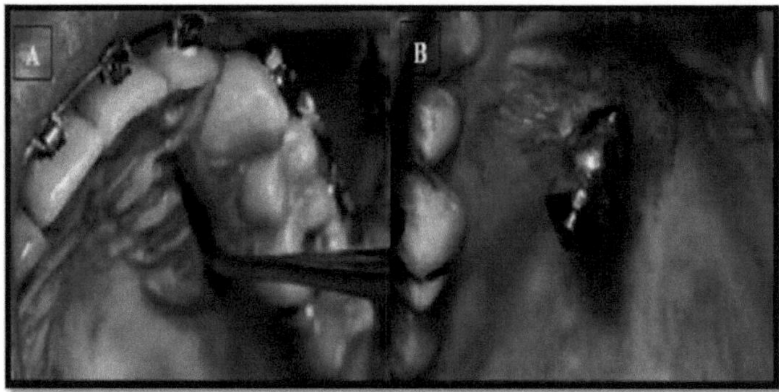

Figura 2.12: Colocação de um implante palatino. A) Incisão do implante e elevação do tecido em direção à linha média. B) Fase II do procedimento onplant, com o acessório exposto e a coifa de impressão aparafusada e pronta para a impressão da moldeira aberta.

O implante é então colocado por baixo do tecido mole e colocado em posição, e a incisão é suturada. O doente usa um stent formado por vácuo durante cerca de 10 dias para a estabilização inicial e a prevenção da formação de hematomas. Após um período de cicatrização de até 21 semanas, o parafuso de cobertura do implante é exposto através de uma pequena incisão (ou punção de tecido). O parafuso de cobertura é removido e o pilar é colocado e fixado com um parafuso de pilar. Quando o implante é exposto/descoberto, o arco transpalatino (TPA) pode ser ligado para obter um reforço de ancoragem **(Figura 2.13).** Para remover o implante, é necessária uma segunda cirurgia para expor a superfície óssea e desintegrar o implante.

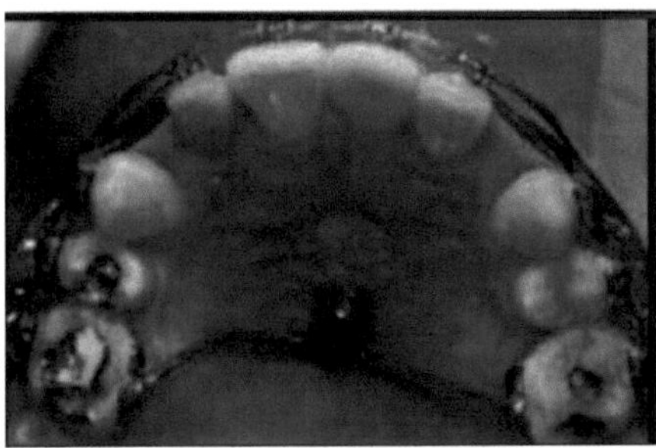

Figura.2.13: Arco transpalatino (TPA) ligado ao implante após um período de cicatrização de 12 semanas.

Evidência de apoio

Vários estudos em animais relataram o uso bem-sucedido de onplant para fornecer ancoragem durante os movimentos dentários ortodônticos. No entanto, as evidências de estudos clínicos são escassas, existindo apenas alguns estudos disponíveis na literatura que avaliaram a eficácia clínica deste sistema de ancoragem (3 Randomized Controlled Trials RCTs).

No entanto, com base nas evidências clínicas disponíveis na literatura atual, os onplants não proporcionaram uma ancoragem adequada e foram associados a elevadas taxas de insucesso. O estudo controlado randomizado de **Feldmann e Bondemark (2008)** relatou que o onplant fornece uma ancoragem mais fiável em comparação com os aparelhos convencionais, como o arnês e o TPA. **Feldmann et al. (2012)** também estudaram a perceção do paciente sobre o onplant em termos de dor e desconforto e concluíram que este sistema de ancoragem é bem aceite pelos pacientes numa perspetiva de longo prazo. No entanto, as provas são bastante limitadas.

Problemas com a utilização de plantas

Quando foi descrito pela primeira vez no final dos anos 90, o onplant era um conceito bastante prometedor. Sem necessidade de perfuração e preparação óssea, parecia ser um dispositivo/auxiliar relativamente simples de colocar. No entanto, pouco depois de o Onplant® ter sido produzido e comercializado pela Nobel Biocare™, os clínicos começaram a aperceber-se de que existiam várias deficiências associadas à utilização do onplant. Por exemplo, o procedimento cirúrgico para a colocação não era tão simples como se pensava inicialmente, com a necessidade de levantar um retalho palatino mucoperiosteal de espessura total. Para além disso, a necessidade de um procedimento cirúrgico de segunda fase para descobrir o implante, complicou o procedimento global. O período de cicatrização retardado de 10-21 semanas significou que não foi possível efetuar uma carga imediata e iniciar a utilização da ancoragem. A elevada taxa de insucesso (incapacidade de biointegração) registada em alguns estudos reflectiu a incerteza em termos de sucesso.

5. MINIPLATAS

As miniplacas foram introduzidas para oferecer uma ancoragem ortodôntica absoluta. As miniplacas foram introduzidas para oferecer uma ancoragem ortodôntica absoluta um ano após a introdução dos mini-implantes.

Em 1999, Unemori et al. relataram o uso de miniplacas para intruir o segmento posterior e corrigir mordidas abertas anteriores. As principais vantagens das miniplacas em relação a outros DATs são o facto de não interferirem com o movimento dentário e de os parafusos múltiplos proporcionarem uma ancoragem mais segura, o que é especialmente benéfico em pacientes com osso cortical extremamente fino, mais frequentemente observado naqueles com altura facial vertical excessiva.

Diferentes sistemas que utilizam miniplacas como âncoras -

1. Skeletal Anchorage Systems (SAS) por **Sugawara em 2000.**
2. Sistema de ancoragem Zygoma (ZAS) por **De Clerck em 2002.**

SISTEMA DE ANCORAGEM ESQUELÉTICA (SAS)

Sugawara concebeu o sistema de ancoragem esquelética (SAS) utilizando miniplacas de titânio e parafusos monocorticais que são temporariamente fixados nos maxilares para uma ancoragem absoluta. Oferece uma abordagem de tratamento não cirúrgica e sem extração para a protrusão maxilar ou mandibular e/ou apinhamento anterior em pacientes adultos, casos de retratamento e pacientes com problemas ortodônticos complexos.

Conceção do aparelho:

As placas ósseas e os parafusos de fixação são os componentes do sistema de ancoragem esquelética. As placas e os parafusos são feitos de titânio comercialmente puro, que é biocompatível e adequado para a integração óssea; é suficientemente forte para suportar e resistir às forças ortodônticas ideais, mas também pode ser dobrado com facilidade para se adaptar ao contorno ósseo do local de implantação. A miniplaca é moldada de acordo com a morfologia óssea e é fixada na zona do osso cortical acima das raízes com parafusos de fixação; dois ou três parafusos consoante a placa utilizada. O local da cirurgia requer pelo menos 2 mm de espessura de osso cortical para fixar a placa de ancoragem utilizando parafusos monocorticais, que têm 2,0 mm de diâmetro X 5,0 mm de comprimento. A forma do parafuso é uma cabeça quadrada cónica internamente e um corpo que é auto-roscante e roscado.

A placa miniplate é constituída por três componentes:

- A cabeça
- O braço
- O corpo.

Existem dois tipos de porção de cabeça de acordo com a forma de movimento do dente, que variam no que diz respeito à direção dos ganchos. **A miniplaca é constituída por uma cabeça especialmente concebida com dois segmentos:**

- Ganchos para fixar elásticos, molas helicoidais, módulos elastoméricos;
- Aberturas oblongas fresadas com uma secção transversal máxima de .022 - .028" para a inserção de auxiliares (cantilever ou auxiliar de estabilização).

Existem três tipos básicos (Figura.2.14):

- A placa em T,
- A placa em Y e
- A placa I.

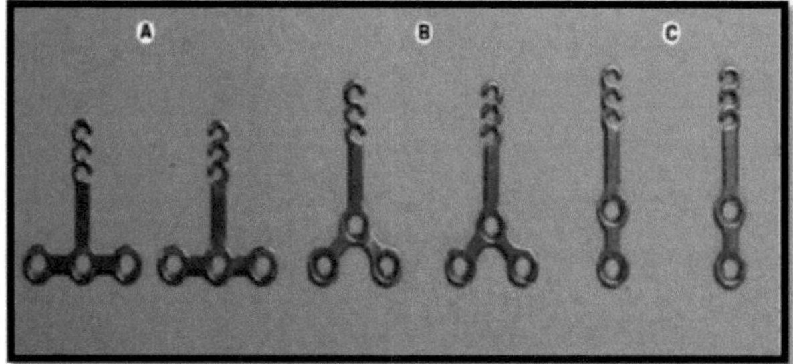

Figura 2.14: Diferentes tipos de miniplacas. A) Tipo T, B) Tipo Y, C) Tipo I.

A escolha da miniplaca (em forma de T, I, Y ou L) e o comprimento da haste (5, 7 ou 10 mm) dependerá do local de colocação escolhido, da densidade óssea (dois ou três parafusos), da profundidade do sulco bucal e da tipologia facial.

Indicações:

Os dispositivos de ancoragem ortodôntica esquelética são indicados quando é necessária uma ancoragem fixa que envolva diversas tarefas de ancoragem. Em particular, estas podem incluir:

- Retração completa da arcada (simétrica ou assimétrica, maxilar ou mandibular)
- Fecho do espaço a partir da mesial
- Fecho do espaço distal
- Intrusão e extrusão (dentes anteriores e posteriores)
- Distalização, mesialização e correcções da linha média
- Endireitamento dos molares.

Local de colocação da miniplaca

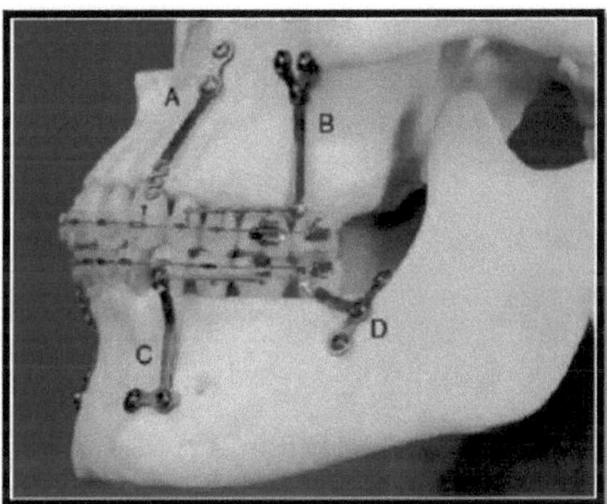

Figura 2.15: Posição das miniplacas. A) Tipo I, B) Tipo Y, C) Tipo L, D) Tipo T.

Nos maxilares, é possível a fixação com parafusos, mas estes estão limitados ao pilar zigomático e ao rebordo piriforme. A placa em Y é utilizada para intruir ou distalizar molares superiores que são normalmente colocados na maxila no pilar zigomático. A placa I é rotineiramente colocada na crista anterior da abertura piriforme para intrusão dos dentes anteriores superiores ou protracção dos molares superiores. A placa em L e/ou a placa em T são normalmente colocadas na borda anterior do ramo ascendente para extrusão de molares impactados ou no corpo mandibular para intrusão, protracção ou distalização de molares inferiores.

Procedimento cirúrgico -

Sob anestesia local, é feita uma incisão mucoperiosteal no vestíbulo bucal diretamente sob o primeiro ou segundo molar superior/inferior. O retalho mucoperiosteal é então elevado e a superfície do osso cortical na região apical do molar é exposta.

A miniplaca (Leibinger, Muhlheim-Stelten, Alemanha) é ajustada para se adaptar ao contorno de cada superfície óssea cortical e é fixada por parafusos ósseos com o braço longo exposto à cavidade oral a partir da ferida incisada. O braço longo exposto será utilizado para aplicar diretamente a força ortodôntica.

Deve confirmar-se que a miniplaca não perturbou qualquer movimento, e a ferida é então fechada e suturada.

Todas as miniplacas são transfixadas na região do vestíbulo vestibular. A força ortodôntica pode ser aplicada à miniplaca imediatamente após a implantação; é aconselhável esperar até que a ferida esteja cicatrizada.

Procedimento de remoção SAS -

Inicialmente, é efectuada uma incisão mucoperiosteal e uma dissecção subperiosteal para expor a placa de ancoragem. Os parafusos ósseos monocorticais são removidos. Após a remoção dos parafusos monocorticais, a placa de ancoragem pode ainda estar firmemente presa à superfície óssea devido à fina camada de osso recentemente depositado. Em seguida, a placa de ancoragem é removida. O local da cirurgia é então fechado e suturado.

Complicações-

A maioria dos doentes submetidos à colocação de SAS apresenta um inchaço facial ligeiro a moderado durante vários dias após a cirurgia, o que é expetável. Embora pouco frequente, a infeção ocorre em cerca de 10% dos doentes. As infecções ligeiras podem ser controladas com colutórios anti-sépticos e técnicas de escovagem cuidadosas. Em casos mais graves, são necessários antibióticos. É importante educar cuidadosamente os doentes sobre os cuidados a ter em casa; é também aconselhável limpar profissionalmente a parte da placa de ancoragem exposta oralmente em todas as consultas ortodônticas de rotina, o que reduz grandemente a infeção pós-operatória. O afrouxamento da placa ocorreu em apenas 1% dos casos. Outras complicações potenciais incluem a fratura da placa e a deiscência da mucosa à volta da placa.

SISTEMA DE FIXAÇÃO DO ZIGOMA (ZAS)

Muito semelhante ao SAS, **De Clerck**, em 2002, concebeu o Sistema de Ancoragem Zigomática (ZAS) utilizando uma miniplaca de titânio. O sistema de ancoragem zigomático é um dos métodos de ancoragem seguros. Devido à localização e à estrutura óssea sólida, a borda inferior do contraforte zigomaticomaxilar, entre o primeiro e o segundo molar, foi escolhida como local do implante, próximo ao centro de resistência do primeiro molar permanente.

Principais indicações:

- Distalização de enmasse.
- Mesialização dos posteriores.
- Intrusão de um único dente ou de um grupo de dentes.
- Tração intermaxilar ortopédica.

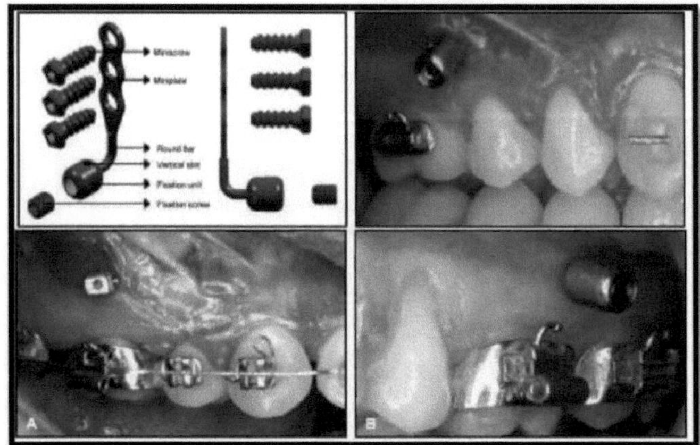

Figura.2.16: Sistema de ancoragem zigomático.

Procedimento cirúrgico:

Para colocar a âncora, é efectuada, sob anestesia local, uma incisão em forma de L, constituída por uma incisão vertical mesial à crista inferior do pilar zigomaticomaxilar e uma pequena incisão horizontal no limite entre a gengiva móvel e a gengiva aderente. O mucoperiósteo é elevado e a parte superior da âncora é adaptada à curvatura da crista óssea. São efectuados três orifícios com um diâmetro de 1,6 mm cada, e a Zygoma Anchor é fixada com os três mini-parafusos. O cilindro deve penetrar na gengiva aderente, à frente da furca das raízes dos primeiros molares, num ângulo de 90° em relação à superfície do osso alveolar. A miniplaca é coberta pelo mucoperiósteo e suturada com pontos reabsorvíveis

Supressão da ZAS:

Após o tratamento ortodôntico, os mini-implantes são removidos sob anestesia local através de uma pequena incisão vertical na gengiva que cobre a miniplaca. É utilizada uma chave de fendas especial que se encaixa nos orifícios exteriores pentagonais das cabeças dos parafusos.

Vantagens da ZAS:

- O ZAS utiliza três mini-implantes, aumentando a ancoragem total em relação a outros tipos de implantes.
- É possível efetuar uma carga imediata. O ponto de aplicação das forças ortodônticas é baixado até ao nível da furca das raízes dos primeiros molares superiores.
- Localizados longe da dentição e, portanto, não interferem com a movimentação dentária.
- A ranhura vertical com o parafuso de bloqueio permite fixar um fio auxiliar, que pode deslocar o ponto de aplicação da força a alguma distância da âncora.
- A ligação entre a âncora e o aparelho fixo convencional pode ser facilmente adaptada às necessidades de ancoragem ao longo do tratamento.

O Sistema de Ancoragem Esquelética mudou principalmente as possibilidades e os paradigmas do tratamento ortodôntico. O uso da miniplaca para ancoragem absoluta provou ter muitas caraterísticas e vantagens atraentes. Em primeiro lugar, a capacidade de oferecer possibilidades alternativas de tratamento que antes não eram viáveis. Em segundo lugar, a ancoragem absoluta leva à redução do tempo de tratamento e a um plano de tratamento mais fiável. Em terceiro lugar, este sistema de ancoragem elimina a dependência da colaboração do paciente. Os dispositivos de ancoragem extra-orais, como o arnês, podem ser substituídos por este sistema, a menos que seja possível obter a cooperação do doente. Isto também permite uma diminuição global do número de casos de cirurgia ortognática e de não-extração. A ancoragem ortodôntica esquelética é uma biomecânica bastante eficaz para pacientes adultos, casos de retratamento e pacientes com problemas ortodônticos complexos.

6. IMPLANTES DE MINI-IMPLANTES

Os implantes de mini-parafusos, frequentemente designados por dispositivos de ancoragem temporária (DAT), são pequenos parafusos cirúrgicos de liga de titânio ou de aço inoxidável colocados no osso alveolar vestibular ou palatino. A justificação para a sua utilização clínica é a criação de uma fonte de ancoragem intra-oral com suporte ósseo rígido.

O tratamento com microimplantes é independente da colaboração do paciente, torna o tempo de tratamento mais curto e pode alcançar bons resultados. Os microimplantes podem proporcionar uma ancoragem absoluta e revolucionaram as opções de tratamento ortodôntico. Também são chamados de Dispositivos de Ancoragem Temporária.

Cope define um DAT da seguinte forma Um dispositivo de ancoragem temporária é um dispositivo que é temporariamente fixado ao osso com o objetivo de melhorar a ancoragem ortodôntica, quer apoiando os dentes da unidade reactiva, quer evitando a necessidade da unidade reactiva, e que é subsequentemente removido após utilização". Atualmente, estes parafusos são fabricados internacionalmente por várias empresas comerciais, com variações de comprimento de 5-12 mm, diâmetro de 1,2-2,0 mm e uma configuração de cabeça que pode ser descrita como sendo do tipo "poste" ou do tipo "topo plano". A sua fixação ao osso é mecânica, sem qualquer intenção de encorajar ou estabelecer qualquer forma de osseointegração. Idealmente, devem ser colocados em áreas com osso cortical adequado e com a cabeça do parafuso na mucosa alveolar aderente. Uma vez cumprido o seu objetivo, são removidos.

Sinónimos utilizados para descrever dispositivos de ancoragem esquelética:

i. Mini-implantes,
ii. Implante de parafusos microscópicos,
iii. Micro-implante,

iv. Implante minidental,
v. Implante de tipo parafuso,
vi. Sistemas de ancoragem extradentária intra-orais,
vii. Dispositivos de ancoragem temporários.

Em uma das primeiras publicações sobre o assunto, **Creekmore e Eklund**, em 1983, relataram o uso de um parafuso de vitallium cirúrgico colocado na região da espinha nasal anterior como fonte de ancoragem para elevar os incisivos superiores numa distância de 6 mm. Nos anos seguintes, pouco se publicou sobre o assunto, até um artigo de **Kanomi**, em 1997, descrevendo a intrusão de dentes anteriores e vestibulares mandibulares com implantes de mini-parafusos. Simultaneamente, outras formas de fontes de ancoragem intra-orais baseadas no osso, como os onplants palatinos, os parafusos palatinos médios e os implantes de mini-placas, estavam a ser investigadas e relatadas. Os implantes osseointegrados, tal como utilizados na medicina dentária de restauração, também foram investigados como fonte de ancoragem rígida suportada por osso para o tratamento ortodôntico. No entanto, publicações subsequentes indicaram uma aceitação crescente por parte dos clínicos do implante de mini-parafuso como fonte de ancoragem na prática clínica, em vez das alternativas acima mencionadas.

Um grupo ativo de clínicos coreanos desenvolveu o parafuso Abso-Anchor (Dentos Inc., Taegu, Coreia). Publicaram extensivamente, apresentaram palestras e deram muitos cursos sobre este assunto. Simultaneamente, Melsen e colaboradores, na Dinamarca, desenvolveram o mini-implante Aarhus (Medicon, Tuttlingen, Alemanha. ScanOrto A/S, Charlottenlund, Dinamarca) e forneceram provas científicas da possibilidade de carga imediata de implantes de mini-parafuso. O parafuso Spider (Health Development Company Via dell'Industria 36030 Sarcedo, VI Itália) tem uma conceção semelhante à do parafuso de Aarhus e foi desenvolvido em Itália por Maino e colaboradores. Artigos recentes de Cope e Herman documentaram a influência americana, iniciaram o termo Dispositivo de Ancoragem Temporária (DAT) e descreveram os Mini Implantes Ortopédicos IMTEC (IMTEC Corp, Ardmore, OK, EUA).

Cope recomendou a frase "implantes mini-roscados, preferíveis, que ele define como tendo um diâmetro <2,5 mm".

Sistema de ancoragem Aarhus com uma cabeça que imita um bracket, permitindo a inserção de um fio de tamanho normal. Estão disponíveis vários comprimentos do colar transmucoso e do corpo roscado para anatomias individuais. Embora muitos autores tenham sugerido a utilização de DATs para ancoragem absoluta em casos de extração, o sistema de ancoragem Aarhus® não foi desenvolvido para este fim, uma vez que estes tipos de casos podem ser tratados por outros meios. Com base em experiências em animais e na experiência clínica, o sistema de ancoragem Aarhus® está indicado nos dois grupos de pacientes seguintes: 1) pacientes adultos com dentes insuficientes para o estabelecimento de uma ancoragem convencional, e 2) qualquer paciente em que se preveja que as forças reactivas possam causar efeitos adversos.

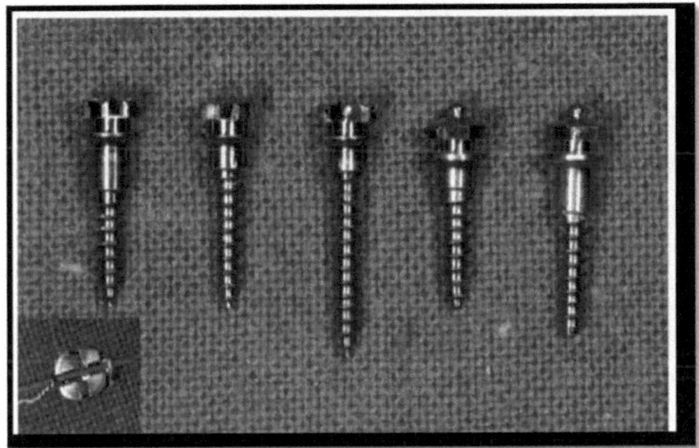

Figura 2.17: Sistema de ancoragem de Aarhus.

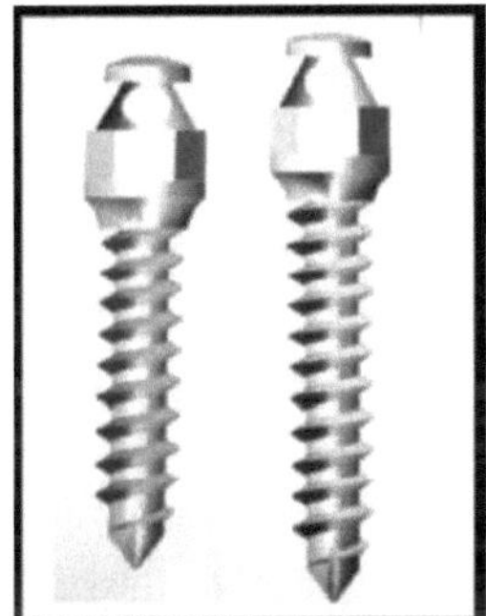

Figura 2.18: Parafusos de ancoragem.

O sistema Absoanchor, desenvolvido em 2003 por **HM Kyung, HS Park, SM Bae et. al**, tem um microimplante estreito de titânio conhecido como Absoanchor (Dentos, Inc., Taegu, Coreia), que tem uma cabeça em forma de botão com um orifício para ligaduras e elastómeros. O seu pequeno diâmetro permite a sua inserção em muitas áreas da maxila e da mandíbula que anteriormente não estavam disponíveis, tais como entre as raízes dos dentes adjacentes. (Fig.19).

Os parafusos Absoanchor estão disponíveis em diferentes diâmetros, de 1,2 mm a 1,6 mm, para diferentes tarefas e locais, com comprimentos variáveis de 4-5 mm (mandíbula), 6-8 mm (maxila) e 10-12 mm (implante palatino).

O Spider Screw (HDC Company, Sarcedo, Itália, hdc@goldnet.it) é um mini-parafuso de titânio comercialmente puro, auto-roscante. O parafuso pode ser carregado imediatamente com forças entre 50 e 300 g. A osteointegração completa não é esperada nem desejada com este sistema de ancoragem. O sistema de ancoragem Spider Screw® pode ser utilizado para suportar uma variedade de movimentos dentários ortodônticos em situações clínicas que envolvam dentições mutiladas, pouca cooperação ou casos de extração que exijam uma ancoragem máxima. O Spider Screw® é versátil e pode ser colocado intra-oralmente em qualquer local com osso suficiente. Da mesma forma, a simplicidade da inserção cirúrgica torna o Spider Screw® uma opção de ancoragem viável no arsenal ortodôntico. Através da utilização de um guia cirúrgico, pode ser colocado de forma precisa e fiável em áreas de espaço reduzido, aproximando-se de estruturas anatómicas importantes. Mini-parafusos de 2 mm de diâmetro e até 11 mm de comprimento podem ser utilizados em áreas de osso com qualidade ou quantidade reduzida.

A variedade de alturas transmucosas e a cabeça ortodôntica especificamente concebida controlam o traumatismo e a inflamação dos tecidos, proporcionando simultaneamente uma utilização fácil pelo ortodontista.

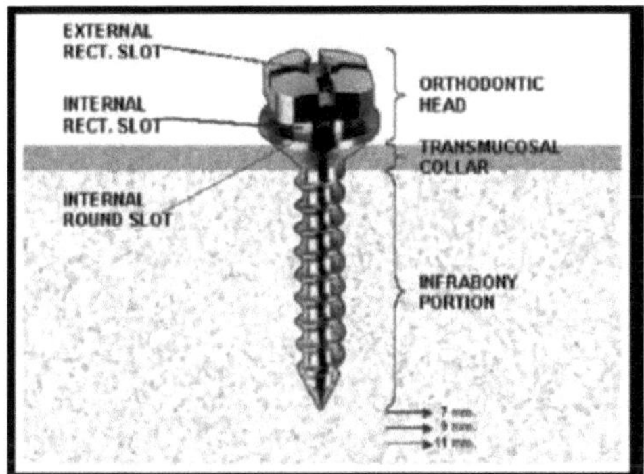

Figura 2.19: Parafuso de aranha.

C-Mini-implante ortodôntico

Para ultrapassar as limitações da ancoragem esquelética convencional, **K Chung, SH Kim e Y Kook** desenvolveram, em 2004, um novo tipo de sistema de ancoragem absoluta, conhecido como microimplante ortodôntico C (C-implant; Dentium Inc, Seul, Coreia). O C-implant pode ser utilizado como um sistema de tratamento ortodôntico independente, bem como um auxiliar da mecânica ortodôntica convencional.

O implante tem 2 componentes principais:

a) **A parte da cabeça -** tem 2,5 mm de diâmetro e está disponível em 3 alturas: 5.35, 6.35, ou 7.35mm. A cabeça tem um orifício de 0,8 mm de diâmetro. As distâncias entre o orifício da cabeça e o parafuso são de 1, 2 ou 3 mm, respetivamente.

b) **A peça aparafusada** tem um diâmetro de 1,8 mm e um comprimento de 8,5, 9,5 ou 10,5 mm. A superfície, exceto a parte superior de 2 mm, é jateada com areia, grão grande e gravada com ácido.

O sistema de dois componentes do implante em C (parte do parafuso e parte da cabeça) evita a fratura da área do colo do acessório durante a implantação e a remoção. Além disso, o longo espaço entre a parte da cabeça e o corpo do parafuso evita a irritação gengival durante a retração.

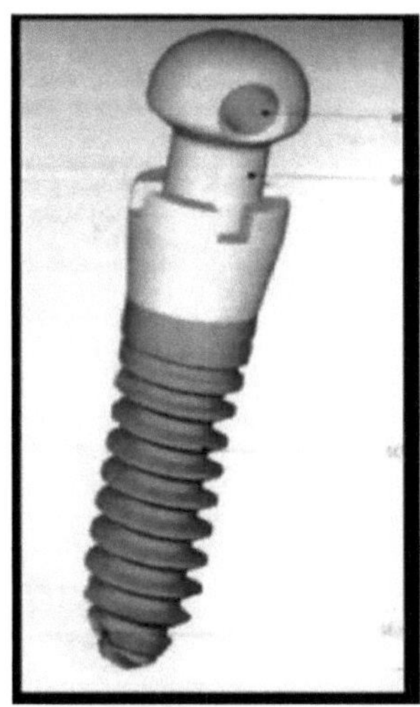

Figura 2.20: Implante em C.

O Ortho Implant (IMTEC Corp, Ardmore, OK) é um mini-implante recentemente desenvolvido para fins de ancoragem ortodôntica. O Ortho Implant tem um diâmetro exterior de 1,8 mm e um diâmetro central de 1,6 mm na cabeça e nos cones. Existe um orifício de 0,7 mm de diâmetro na cabeça esférica do implante e um segundo orifício de 0,7 mm no hexágono quadrado do implante orientado a 90o em relação ao primeiro orifício. Os orifícios permitem a uma variedade de aparelhos ortodônticos um mecanismo de fixação ao implante. Os implantes estão disponíveis em comprimentos de 6 mm, 8 mm e 10 mm. O implante é fabricado a partir de uma liga de titânio (Ti-6Al-4V) que a investigação encomendada demonstrou ser 2,5 vezes mais forte do que o titânio comercialmente puro. O kit Ortho Implant inclui um punção para tecidos moles para ajudar na colocação do implante, uma variedade de chaves de diferentes tamanhos, uma broca piloto de 1,1 mm e um pilar de cicatrização que não é necessário em todos os casos. A tampa de cicatrização pode ser utilizada para ligar um aparelho elastomérico ou uma ligadura ao implante. As dimensões permitem a colocação numa grande variedade de locais intra-orais, o que permite adicionar uma ancoragem estável ao tratamento de muitas más oclusões diferentes. A colocação e remoção do Ortho Implant é tecnicamente simples e pode ser efectuada pelo ortodontista.

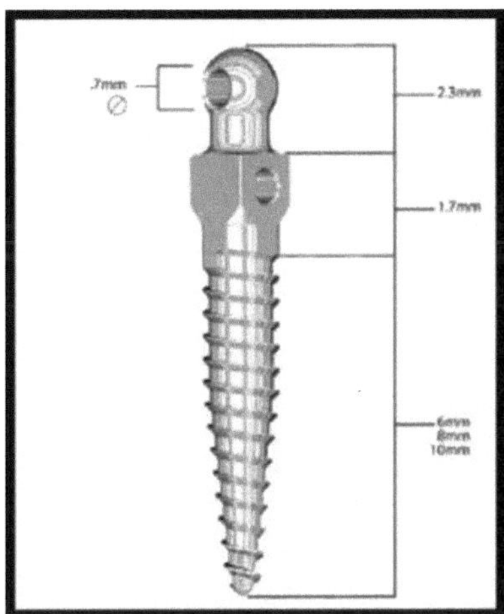

Figura 2.21: Implante ortopédico IMTEC.

Vantagens do mini-parafuso:

- Os mini-implantes são colocados no osso para proporcionar uma ancoragem óssea imediata especificamente para o tratamento ortodôntico.
- Com precaução, podem ser utilizados em doentes a partir dos 12-13 anos de idade.
- A sua eficácia não depende inteiramente da adesão do doente.
- São relativamente fáceis de colocar.
- Podem ser colocados em muitas partes diferentes da boca, selecionados especificamente para uma determinada má oclusão.
- Ao contrário dos implantes osseointegrados convencionais, os mini-implantes não necessitam de regiões edêntulas para a sua colocação.

INDICAÇÕES DOS TAD's

No tratamento ortodôntico, o controlo da ancoragem é essencial para o sucesso. Os implantes dentários, devido à sua estabilidade no osso, podem servir de ancoragem firme. Têm sido aplicados nas seguintes situações:

1) INTRUDZEXTRUDE OS DENTES

a) Intrusão dos dentes posteriores para tratar uma mordida aberta anterior

As mordidas abertas anteriores podem ser fechadas com sucesso através da intrusão de dentes posteriores utilizando vários métodos mecânicos que incorporam mini-implantes.

b) Intrusão de molares superiores sobre-erupcionados

A sobreerupção dos molares superiores devido à perda dos dentes antagonistas cria interferências oclusais e perturbações funcionais. Para restaurar a oclusão correta, a intrusão dos molares sobreerupcionados torna-se essencial antes de se poderem iniciar abordagens dentárias reconstrutivas multidisciplinares. Foram introduzidos protocolos como a redução protética, a impactação cirúrgica e a intrusão ortodôntica convencional. No entanto, as complicações biológicas ou o aparelho incómodo necessário após estes procedimentos continuam por identificar.

c) Intrusão simétrica de incisivos

Muitos pacientes apresentam mordidas moderadas a profundas que requerem a intrusão pura dos dentes anteriores para nivelar o plano oclusal. A menos que a mordida profunda seja tão extrema que seja necessária uma ancoragem absoluta, pode ser desaconselhável colocar mini-implantes simultaneamente em ambas as arcadas em pacientes jovens. Nesses casos, os mini-implantes podem ser usados para reforçar a mecânica ortodôntica convencional.

d) Extrusão de dentes impactados

Os mini-implantes podem ser inseridos quando são necessárias forças pesadas para trazer um canino impactado para a oclusão, sem depender do resto dos dentes para ancoragem. As vantagens de usar mini-implantes em casos de caninos impactados são: o tempo de tratamento pode ser reduzido, não há necessidade de unir toda a arcada e não há efeitos colaterais indesejáveis nos outros dentes.

2) ENCERRAMENTO DO ESPAÇO

a) Os locais de extração de molares unilaterais ou bilaterais fecham por translação dos dentes adjacentes para o corpo sem inclinação.

b) Uma área edêntula devido a agenesia de pré-molares na qual a mesialização de molares é indicada sem carregar os dentes anteriores para ancoragem.

c) Geralmente, os mini-implantes são mais adequados para serem utilizados como ancoragem indireta durante a retração dos dentes anteriores ou a protracção dos dentes posteriores. Desta forma, o mini-implante é utilizado para evitar movimentos indesejáveis dos dentes de ancoragem, enquanto a mecânica convencional é utilizada para fechar o espaço criado.

3) REPOSICIONAMENTO DE DENTES MAL POSICIONADOS

Os implantes proporcionam uma ancoragem absoluta para restabelecer as posições anteroposterior (verticalização) e mediolateral adequadas para o pilar do molar mal posicionado como uma correção pré-protética.

4) PARA TRATAR O EDENTULISMO PARCIAL

Os implantes são particularmente úteis quando faltam muitos dentes posteriores e os dentes têm de ser movidos numa só direção.

5) A mecanoterapia com mini-implantes é especialmente útil em pacientes com ângulos de plano mandibular elevados ou pacientes com tendência de crescimento rotacional no sentido dos ponteiros do relógio. O problema potencial pode ser gerido através da incorporação da ancoragem de mini-implantes para controlar a tendência para a abertura da mordida e/ou rotação mandibular no sentido dos ponteiros do relógio.

6) PARA CORRIGIR UMA MÁ OCLUSÃO INDESEJÁVEL

a) A má oclusão de classe I com apinhamento ligeiro a moderado é tratada sem extração através da distalização em grupo dos dentes. (retração em massa)

b) No tratamento de casos de retração de ancoragem máxima (casos de extração de pré-molares).

c) Distalização dos molares superiores na correção de más oclusões de classe II sem efeitos secundários deletérios.

d) Correção da mordida cruzada anterior de classe III através da retração de toda a arcada mandibular.

e) No tratamento ortodôntico de pacientes periodontalmente comprometidos. (periodontite controlada)

f) Correção de planos oclusais inclinados, evitando assim a cirurgia ortognática.

g) Alinhamento das linhas médias dentárias.

7) ANCORAGEM REFORÇADA

Os implantes palatinos foram desenvolvidos para reforçar a ancoragem.

Um sistema de ancoragem de implantes ortodônticos endósseos foi colocado na área palatina anterior e ligado aos dentes posteriores em pacientes com má oclusão de classe II, onde é necessária a extração de pré-molares e a retração dos dentes anteriores.

8) Estabilização para dentes, com suporte ósseo reduzido. Os implantes permitem a fixação de fios ou outros dispositivos para estabilizar a posição de dentes periodontalmente enfraquecidos.

9) PARA PROPORCIONAR UMA FIXAÇÃO ORTOPÉDICA

Os implantes palatinos podem ser utilizados para provocar a expansão do palato. Isto aplica-se a pacientes parcialmente edêntulos ou a crianças com doenças congénitas que resultam em defeitos de desenvolvimento facial ou na falta de dentes. Os implantes em anomalias congénitas podem promover a terapia ortodôntica e ortopédica e acelerar o movimento do maxilar através da distração sutural.

MATERIAL, CLASSIFICAÇÃO E CONCEPÇÃO ESTRUTURAL DOS MINI-IMPLANTES ORTODÔNTICOS

A implantação é a transferência de tecido não vivo para um sistema biológico; este conceito difere do transplante, que é a transferência de tecido vivo. Os implantes são classificados como endósteos, subperiosteos ou transósseos, consoante a área de implantação **(Figura 4.1)**. São também classificados como implantes tipo parafuso, tipo lâmina ou tipo cilindro, consoante a sua forma. Para além disso, podem ser classificados como implantes fechados ou implantes abertos, de acordo com a condição de exposição. Os implantes abertos têm contacto com a cavidade oral, enquanto os implantes fechados são normalmente utilizados para fixação esquelética.

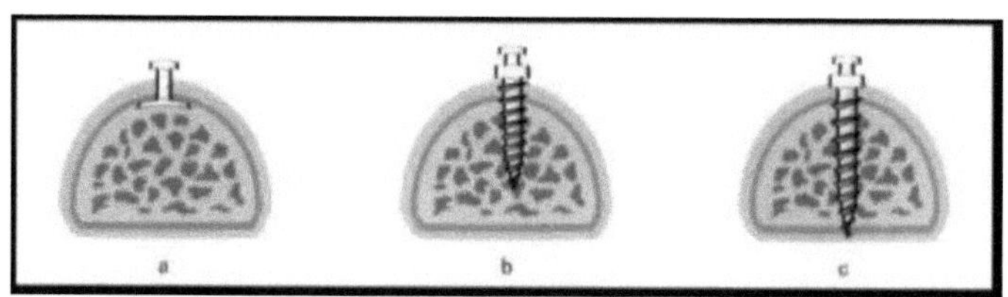

Figura 4.1: Tipos de implantes dentários: (a) O implante subperiosteal é colocado sob o periósteo e assenta na superfície óssea sem a penetrar; (b) O implante endósteo está parcialmente submerso e ancorado no interior do osso; e (c) O implante transósseo penetra completamente no osso, força ortodôntica.

CLASSIFICAÇÃO DOS IMPLANTES ORTODÔNTICOS:

I. De acordo com a forma e o tamanho

I. Cónico (cilíndrico)
   - Micro implantes
   - Implantes palatais
   - Implantes protéticos.
2. Implantes de miniplacas
3. Implantes de disco (onplants)

II. De acordo com o contacto ósseo do implante

- Osseointegrado.
- Não osteointegrado.

III. De acordo com a aplicação

- Utilizados apenas para fins ortodônticos (implantes ortodônticos)
- Utilizados para fins protéticos e ortodônticos (implantes protéticos).

Cope classificou os dispositivos de ancoragem temporária como

- TAD's biocompatíveis.
- DATs biológicos

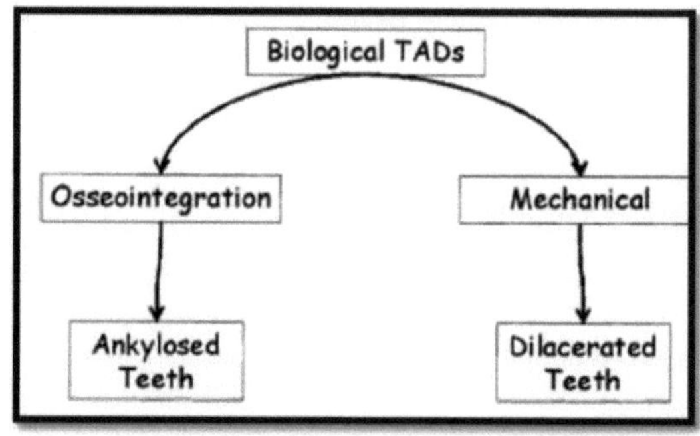

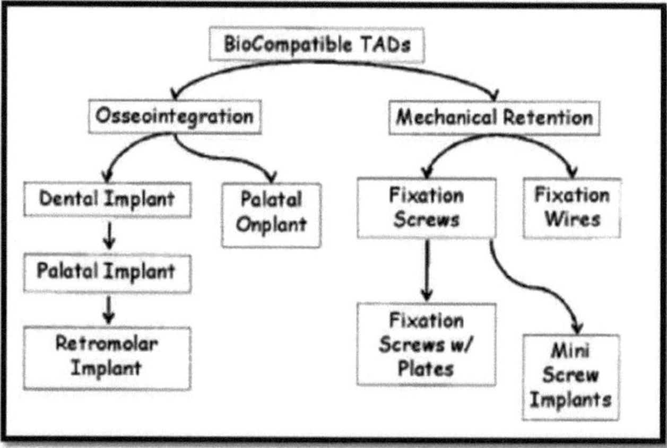

LIGA DE IMPLANTE OU METAL UTILIZADO -

O material deve ser não tóxico e biocompatível, possuir excelentes propriedades mecânicas e oferecer resistência ao stress, à deformação e à corrosão.

O material utilizado para o fabrico de implantes dentários pode ser classificado de duas formas diferentes:

1) **Baseado no aspeto químico:**
   a) Metais

b) Ligas metálicas

c) Cerâmica

d) Polímeros sintéticos e materiais naturais

2) **Baseado no aspeto biológico:**

a) Biotolerante (aço inoxidável, liga de crómio-cobalto)

b) Bioinert (titânio, carbono)

c) Bioativo (hidroxiapatite, cerâmica de alumínio oxidado).

O titânio comercialmente puro é o material mais frequentemente utilizado em implantologia. É constituído por 99,5% de titânio e os restantes 0,5% por outros elementos, como o carbono, o oxigénio, o azoto e o hidrogénio. A maioria dos estudos na literatura relata a utilização de titânio tradicional para próteses, por vezes modificado nos pilares para se adaptar aos requisitos ortodônticos. No entanto, o titânio puro tem menor resistência à fadiga do que as ligas de titânio. Uma liga de titânio - titânio + alumínio + vanádio (Ti6Al4Va) - é utilizada para ultrapassar esta desvantagem. Além disso, as suas caraterísticas mecânicas estão bem adaptadas às exigências dos implantes: é muito leve e tem uma excelente resistência à tração e à rutura, o que lhe permite suportar tanto as cargas mastigatórias como as tensões da força ortodôntica.

Biocompatibilidade

Com exceção do Mini Implante Ortodôntico, que é fabricado em aço inoxidável, todos os outros sistemas acima mencionados são fabricados em liga de titânio médico tipo IV ou tipo V. Devido às suas caraterísticas particulares, o titânio é considerado um excelente material: não foi demonstrada nenhuma correlação entre o titânio e o desenvolvimento de neoplasias, e não foram observadas reacções alérgicas ou imunológicas que pudessem ser atribuídas à utilização de titânio puro. O osso cresce ao longo da superfície do óxido de titânio, que se forma após o contacto com o ar ou com o fluido dos tecidos.

Osteointegração

Uma vez que a osteointegração completa dos parafusos utilizados em aplicações ortodônticas é uma desvantagem que complica o processo de remoção, a maioria destes dispositivos é fabricada com uma superfície lisa, minimizando assim o desenvolvimento de osso em crescimento e promovendo a fixação de tecidos moles em condições normais e na ausência de regimes especiais de tratamento da superfície.

ESTRUTURA DO IMPLANTE

Existem muitos tipos de Mini-Implantes (MIs) no mercado, cada um com caraterísticas de conceção diferentes. No entanto, embora as caraterísticas estruturais possam variar, todos os MIs têm uma cabeça, um colo e uma haste **(Figura 4.2).**

CABEÇA

A cabeça é a parte mais coronal do mini-implante e sobressai dos tecidos moles após a inserção no osso. A cabeça facilita a utilização de uma chave para a inserção e remoção do mini-implante, e a sua forma depende da utilização de ancoragem direta ou indireta, de modo a que os dispositivos de ancoragem possam ser ligados, ligados ou enganchados no mini-implante.

Cada tipo de cabeça apresenta vantagens e desvantagens clínicas distintas. Uma cabeça esférica só pode conter uma ou duas molas helicoidais, uma vez que o seu ângulo de inserção tem de ser bastante agudo em relação à placa cortical, e só é possível o controlo bidimensional do movimento dentário. Uma cabeça com um gancho pode alojar mais de duas molas helicoidais e existe um menor risco de descolamento, uma vez que o mini-implante é inserido num ângulo acentuado. As cabeças tipo bracket têm uma ranhura central e são pequenas, criando problemas para a ligação de arcos e para o controlo tridimensional do movimento dentário.

Uma cabeça com uma ranhura retangular pode proporcionar um alojamento ideal para os fios e é, por isso, clinicamente o desenho mais útil. O encaixe da chave pode ser externo, no qual a cabeça do MI é inserida na ponta oca de uma chave, ou interno, no qual a ponta de uma chave é inserida no encaixe da cabeça do MI. As ranhuras internas simples ou Phillips permitem ângulos de inserção agudos e apresentam um risco reduzido de desencaixe ou de desgaste ósseo.

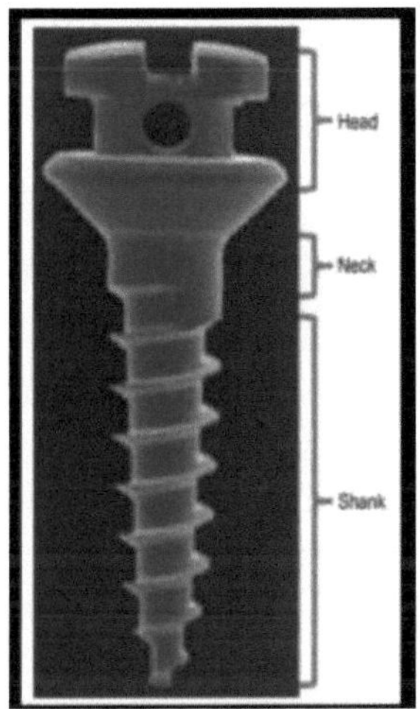

Figura 4.2: Partes de um mini-parafuso.

PESCOÇO

O colo do parafuso, também conhecido como a parte transmucosa, passa através da parte mucosa e fixa o parafuso à cabeça. Os comprimentos variáveis do colo são fornecidos de forma a adaptarem-se a diferentes espessuras da mucosa. Para evitar a acumulação de placa ou detritos na superfície do colo, esta deve ser lisa e bem polida. A maioria das falhas dos implantes neste ponto deve-se à sua junção crucial com a mucosa, uma vez que vários problemas de inflamação começam nesta parte do implante.

TUBO

As hastes são cilíndricas ou cónicas (cónicas) e roscadas. Esta peça proporciona retenção ao ser incorporada no osso cortical ou medular. As tensões criadas ao longo da inserção e também a quantidade de torção de inserção necessária são determinadas pela profundidade e pelo ângulo da aresta de corte.

CONCEPÇÃO E CARACTERÍSTICAS ESTRUTURAIS

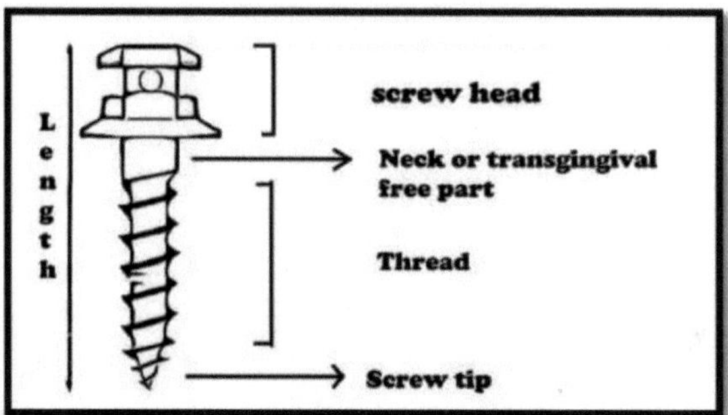

Figura 4.3: Diagrama rotulado da conceção estrutural do implante de mini-parafuso.

Comprimento

O comprimento refere-se geralmente à porção roscada do mini-implante e não ao comprimento total da cabeça à ponta e pode variar entre 4 e 15 mm. Um aumento do comprimento do mini-implante resulta num aumento do binário máximo de inserção, do binário de remoção e da resistência ao arrancamento. Em particular, uma porção de rosca mais longa confere uma maior resistência ao arrancamento com cargas axiais, embora não influencie a resistência a cargas laterais aplicadas a 20 ou 40°. No entanto, a estabilidade primária não aumenta significativamente para além de comprimentos de mini-implantes de 5 mm, porque estes comprimentos maiores estarão a entrar no osso medular. A seleção do comprimento do mini-implante também deve ter em conta a espessura dos tecidos moles no local de inserção, tendo em conta que o mini-implante deve ser suportado por 5-6 mm de osso. Por exemplo, a mucosa palatina tem uma espessura média de 4 mm, pelo que é necessário um mini-implante de pelo menos 10 mm para que 6 mm fiquem retidos no osso. De um ponto de vista estritamente biomecânico, o comprimento ideal de um mini-implante é de 9 mm, uma vez que se pensa que este comprimento causa menos tensão no osso circundante do que os mini-implantes mais curtos e tem menos risco de danificar as estruturas anatómicas vizinhas do que os mini-implantes mais longos. De um ponto de vista clínico, um MI de 4-6 mm pode ser inserido na maioria dos locais intra-orais.

Seon-A Lim, em 2008, sugeriu que o torque máximo de inserção aumentava com o aumento do diâmetro e do comprimento dos mini-implantes ortodônticos, bem como com o aumento da espessura da cortical óssea. Um aumento no diâmetro do parafuso pode reforçar eficientemente a estabilidade inicial dos mini-implantes, mas a proximidade da raiz no local implantado deve ser considerada.

Miyawaki et al, em 2003, referiram que um diâmetro de 1,0 mm ou inferior estava associado à mobilidade e à falha do parafuso. Enquanto **Lin et al, em 2003, e Dalstra, em 2004**, mostraram que havia maiores probabilidades de fratura com mini-parafusos de diâmetros inferiores a 1,2 mm.

Diâmetro

A estabilidade primária de um mini-implante é diretamente proporcional ao seu diâmetro, uma vez que as forças aplicadas são distribuídas por uma área de superfície maior quando são utilizados mini-implantes de diâmetros maiores, resultando numa redução da pressão sobre o osso no local de inserção. É o diâmetro, e não o comprimento, que mais influencia o rendimento biomecânico, o sucesso da implantação e a resistência à fratura. O diâmetro dos mini-implantes deve ser superior a 1 mm; parece estável para aqueles com diâmetros de 1,5-2,3 mm em ambos os maxilares. Foi observada uma perda significativa de ancoragem quando se utilizam mini-implantes com diâmetros inferiores a 1,2 mm. O diâmetro ideal situa-se provavelmente entre 1,3 e 1,5 mm. O espaço inter-radicular médio situa-se geralmente entre 2,5 mm e 3,5 mm, pelo que existe um risco de contacto radicular indesejado quando são utilizados mini-implantes com diâmetros superiores a 2 mm. Foi registada uma taxa de sucesso de 88,6% para mini-implantes com um diâmetro de 1,3 mm, o que não é particularmente elevado, mas deve ser ponderado em função do menor risco de danos iatrogénicos. Os mini-implantes de diâmetro ainda mais pequeno são, no entanto, menos resistentes à carga perpendicular ao seu eixo longo. Os implantes com um diâmetro inferior a 1,2 mm tendem a ter uma fraca resistência mecânica e são propensos a fracturas, particularmente em tecidos altamente mineralizados. O diâmetro do mini-implante também pode ser influenciado pela espessura da camada cortical no local de inserção. No palato, por exemplo, recomenda-se a utilização de mini-implantes com um diâmetro de, pelo menos, 1,5 mm. Na mandíbula, no entanto, são preferíveis diâmetros de pelo menos 2 mm.

Tipos de implantes mini-rosca

Os implantes de mini-implantes são classificados como parafusos pré-roscados, parafusos auto-roscantes ou parafusos auto-perfurantes, de acordo com o método de inserção. O método de inserção está também relacionado com as propriedades físicas dos materiais. Os parafusos pré-roscados são utilizados em materiais mais duros e menos compressíveis, como o metal ou o osso cortical. Uma vez que as roscas dos parafusos não conseguem comprimir facilmente estes materiais firmes, os parafusos pré-roscados requerem a utilização de uma torneira para pré-cortar a rosca. Os parafusos pré-roscados não são adequados para osso fino, como o maxilar. Os parafusos auto-roscantes são utilizados em materiais mais macios e menos compressíveis e formam roscas através da compressão e corte dos materiais circundantes. Têm um bordo de ataque canelado e requerem apenas um procedimento de pré-perfuração, o que significa que o procedimento de rosca é omitido. Os parafusos auto-perfurantes, também designados por parafusos sem broca, têm uma ponta em forma de saca-rolhas; por conseguinte, não são necessários procedimentos de pré-perfuração nem de roscagem.

Forma do veio

Os eixos podem ser cónicos ou cilíndricos e a sua forma tem efeitos biomecânicos e clínicos. Do ponto de vista biomecânico, as hastes cónicas, com a sua forma cónica, promovem um maior torque de colocação, particularmente durante a inserção da porção coronal do dispositivo, e proporcionam uma maior superfície de interface com o osso circundante. Também são mais fáceis de inserir no osso cortical e permitem uma melhor coesão mecânica entre as roscas do mini-implante e o tecido ósseo circundante. Quando se comparam mini-implantes cónicos e cilíndricos do mesmo comprimento, o binário máximo de inserção é geralmente mais elevado nos primeiros; aumenta com o comprimento do mini-implante cilíndrico, mas mantém-se igual para os mini-implantes cónicos de comprimento de haste crescente. Os mini-implantes cilíndricos não requerem maior torque com osso cortical mais espesso, enquanto os mini-implantes cónicos o fazem.

Passo de rosca

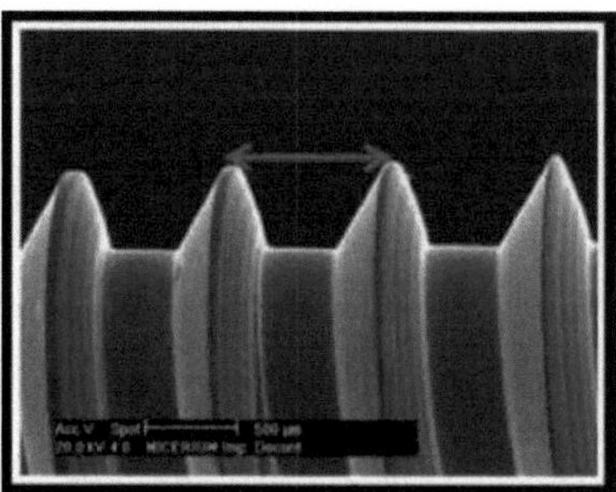

Figura 4.4: Passo de rosca.

As roscas de implantes de mini-implantes têm diferentes formas e passos, sendo o passo a distância entre os picos de duas roscas adjacentes. Uma redução do passo e o consequente aumento das pontas por unidade de comprimento aumentam a estabilidade de um implante. Foi demonstrado que um passo reduzido aumenta a resistência ao arrancamento em materiais porosos, embora a força de arrancamento aumente entre passos de 0,75 e 1 mm, mas não aumente entre passos de 1 e 1,25 mm. Pensa-se também que um passo mais pequeno (0,5 mm ou menos) diminui a quantidade de penetração óssea por volta, reduzindo assim a concentração de tensão no osso e criando uma maior compressão no tecido circundante. No entanto, também parece que o passo tem uma maior influência na estabilidade dos mini-implantes com um diâmetro de 2 mm do que na estabilidade das versões mais pequenas.

Desenho da linha

As roscas de implantes mini-implantes têm diferentes formas, o que pode influenciar a sua estabilidade primária. A melhor forma de rosca em termos de desempenho mecânico parece ser assimétrica e apresenta um ângulo de ataque de 45° no bordo inferior da rosca e um ângulo de fuga de 90° no bordo superior da rosca. Pensa-se que esta conceção ajuda a inserção e a resistência à remoção, aumentando a resistência ao arrancamento. Esta conceção permite igualmente uma transmissão máxima da carga, nomeadamente se a rosca for fixada através de um ângulo "agudo" em vez de uma junta arredondada.

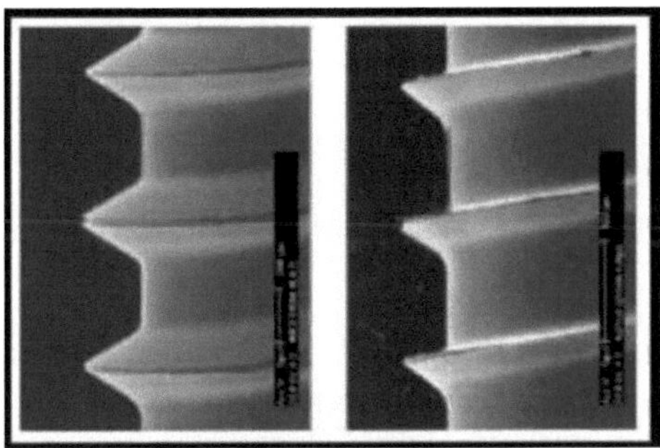

Figura 4.5: Conceção da rosca.

Auto-perfuração versus auto-roscagem

O implante de mini-implante pode ter um desenho de rosca auto-roscante ou auto-perfurante. Um pré-requisito para a colocação de auto-roscantes é a perfuração piloto para preparar um orifício para o implante. Particularmente para microimplantes interradiculares, a perfuração piloto tem perigos potenciais, tais como danos nas raízes dos dentes, quebra da broca, perfuração excessiva e necrose térmica do osso. Enquanto os parafusos auto-perfurantes não necessitam de perfuração piloto para colocação e podem ser colocados convenientemente em áreas interdentais estreitas.

Designs cónicos versus cilíndricos

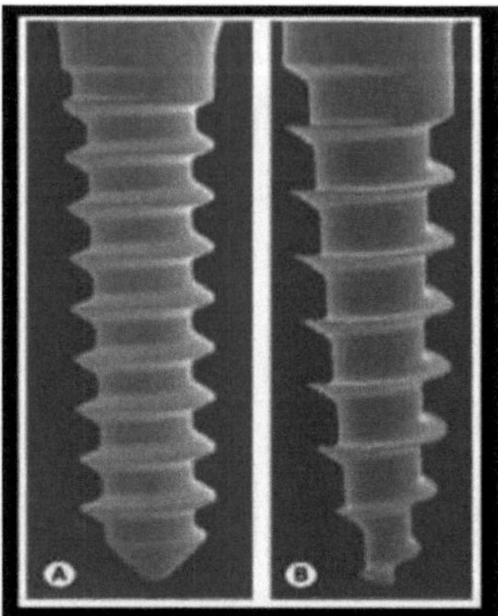

Figura 4.6: Desenhos cónicos e cilíndricos.

Os microimplantes com haste roscada **de desenho cónico** são utilizados quando o osso cortical é denso. Estes microimplantes requerem um orifício piloto antes de serem inseridos.

O eixo **cilíndrico roscado** foi concebido para funcionar como uma flauta de corte, expulsando os resíduos ósseos para a superfície durante a inserção.

Sabe-se que os mini-implantes de forma cónica são mais estáveis porque a forma cónica consegue proporcionar um contacto mais estreito entre o mini-implante e o tecido do que os cilíndricos, devido aos diferentes diâmetros entre as partes superior e inferior. Embora a forma cónica possa proporcionar uma retenção mecânica entre o implante e o osso, os mini-implantes cónicos ou afunilados produziram tensões crestais mais elevadas em comparação com os cilíndricos com as mesmas dimensões. Além disso, o mini-implante cónico tem uma área de superfície 20%-30% mais pequena do que um implante cilíndrico. A pequena área de superfície do implante cónico diminui a superfície de contacto com o osso e pode reduzir a estabilidade.

Desenho da cabeça:

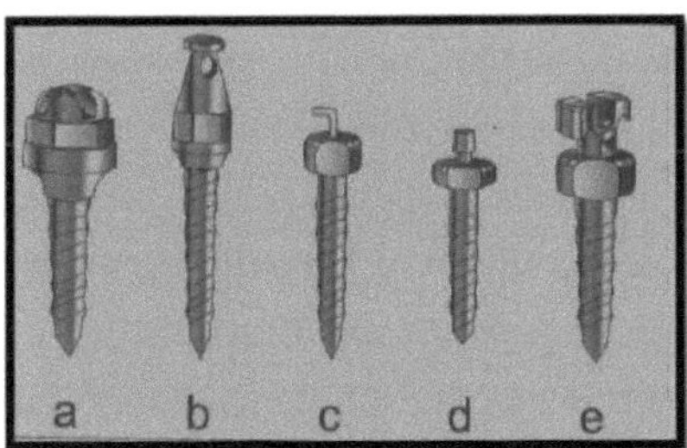

Figura 4.7: Conceção da cabeça a) Cabeça de corte transversal b) Cabeça de furo c) Cabeça de gancho d) Cabeça de cogumelo e) Cabeça de suporte.

a) Cabeça de corte transversal - Este desenho de cabeça é conveniente para utilização ortopédica tradicional, mas é demasiado volumoso para acessórios ortodônticos (por exemplo, corrente eléctrica ou molas helicoidais fechadas).

b) Cabeça com orifício - O desenho de cabeça com orifício tem um orifício na cabeça do mini-implante. A utilidade deste tipo de parafuso é para o método fechado de inserção, em que o mini-implante e a sua fixação são incorporados sob a mucosa.

c) Cabeça de gancho - O desenho da cabeça de gancho é a cabeça mais fácil de aplicar acessórios ortodônticos, mas a direção do gancho causa por vezes problemas.

d) Cabeça em forma de cogumelo - A cabeça em forma de cogumelo é bastante conveniente para molas helicoidais ou correntes eléctricas. O seu tamanho pequeno facilita a aceitação pelo paciente.

e) Cabeça de braquete - Este tipo de mini-implante de cabeça, uma vez inserido, pode ser utilizado como braquete ortodôntico. No entanto, raramente é utilizado devido a vários inconvenientes: a posição da cabeça é normalmente afastada da oclusão, onde é frequentemente necessário um bracket, e o seu desenho dificulta a fixação ortodôntica.

A maioria dos sistemas de implantes mini-implantes estão disponíveis em diferentes designs para acomodar a ancoragem direta e indireta e evitar a irritação dos tecidos. O mais frequente é o desenho em forma de botão com uma esfera ou uma forma de esfera dupla ou uma forma hexagonal. Os implantes de mini-implantes disponíveis com este desenho incluem o Sistema de Ancoragem Aarhus, o Sistema AbsoAnchor, o Sistema de Ancoragem Dual-Top, o Mini Implante Ortho IMTEC, o Mini Parafuso de Ancoragem Ortodôntico Lin/Liou, o Sistema de Ancoragem Miniscrew, o Sistema Orthoanchor Kl e o Sistema de Ancoragem Spider Screw. Com um orifício na cabeça ou no colo do parafuso, normalmente com 0,8 mm de diâmetro, este desenho é utilizado principalmente para ancoragem direta.

Também está disponível um design semelhante a um bracket, que pode ser utilizado para ancoragem direta ou indireta, tal como previsto no Sistema de Ancoragem Aarhus, no Sistema AbsoAnchor, no Sistema de Ancoragem Dual-Top, no Sistema de Ancoragem Spider Screw e no Sistema de Ancoragem Ortodôntica Temporária Mini.

Atualmente, existem vários sistemas de implantes de mini-implantes disponíveis comercialmente para uso ortodôntico (Tabela 4.1. mostrando vários sistemas de implantes de mini-implantes).

Product	Company	Postal address	Web site
Aarhus Anchorage System	MEDICON eG	Gänsäcker 15, D-78532, Tuttlingen, Germany	www.medicon.de
	ScanOrto A/S	Hans Edvard Teglers Vej 2, 2920-Charlottenlund, Denmark	www.aarhus-mini-implant.com
AbsoAnchor System	Dentos	258 BunJi, Dong-In Dong, Jung-Gu, Taegu, Korea	www.dentos.co.kr
C-Implant	Dentium Inc.	6F Dahn World B/D, 154-11 Samsung-dong, Kangnum-gu, 135-897 Seoul, Korea	www.implantium.com
Cizeta Titanium Miniscrew	Cizeta Surgical	San Lazzaro di Savena, Bologna, Italy	www.cizetasurgical.it
Dual-Top Anchor System	Jeil Medical Corporation	775-3 Daesung B/D, Daelim 3 Dong Youngdeungpoku, Seoul, Korea	www.jeilmed.co.kr
	Distributed by RMO Inc.	P.O. Box 17085, Denver, CO 80217	www.rmortho.com
IMTEC Mini Ortho Implant	IMTEC Corporation	2401 N. Commerce, Ardmore, OK 73401	www.imtec.com

Miniscrew Anchorage System (MAS)	Micerium S.p.a. Via Marconi	Via Marconi 83, 16030 vegno, Italy	www.micerium.it
Orthoanchor K1 System	Dentsply Sankin Corporation	Tokyo, Japan	www.dentsply-sankin.com
Orthodontic Mini Implant (OMI)	Leone S.p.A.	Via P. a Quaracchi 50, 50019 Sesto Fiorentino, Firenze, Italy	www.leone.it
	Distributed by Leone America	501 W. Van Buren, Suite S, Avondale, AZ 85323	
Spider Screw Anchorage System	HDC	Via dell'Industria 19, 36030 Sarcedo, Italy	www.hdc-italy.com
Temporary Mini Orthodontic Anchorage System (TOMAS)	Dentaurum Turnstrasse	31, D-75228 Ispringen, Germany	www.dentaurum.de
Universal Skeletal Anchorage System	Stryker Corporation Stryker	Leibinger Micro Implants, 750 Trade Centre Way, Suite 200, Portage, MI 49002	www.stryker.com

Tabela 4.1: Diferentes tipos de mini-parafusos disponíveis no mercado.

PLANEAMENTO RADIOLÓGICO PARA IMPLANTES DENTÁRIOS

O primeiro passo na formulação de um plano de tratamento para reabilitação dentária com implantes deve ser a determinação da quantidade e qualidade óssea suficiente para suportar os implantes. A escolha da técnica radiológica apropriada para um determinado paciente depende de vários factores, incluindo o tipo de restauração e implantes a utilizar, a posição da dentição remanescente e a medida em que a qualidade ou quantidade óssea está em causa.

MÉTODOS RADIOLÓGICOS

1. Radiografias periapicais

As radiografias periapicais revelam a localização das raízes, quer de dentes adjacentes ao local proposto para o implante, quer de dentes que foram perdidos ou extraídos sem remoção de toda a raiz. Podem também revelar a presença de outros corpos estranhos, tais como ligaduras de aço inoxidável, placas ósseas ou parafusos que possam interferir com a colocação ou osteointegração de um implante. Se a área do incisivo central superior estiver a ser considerada para um implante, as radiografias periapicais podem mostrar o tamanho e a localização do canal incisivo, que deve ser evitado porque o epitélio no interior do canal pode impedir a osseointegração ao envolver o implante. As radiografias periapicais são mais valiosas na monitorização da manutenção da crista óssea após a colocação dos implantes, particularmente com a marcação de uma grelha milimétrica sobreposta.

Vantagens:

- Estão disponíveis na maioria dos consultórios dentários.
- Todos os dentistas são cuidadosamente treinados para ler as radiografias resultantes.

Desvantagens:

- A distorção da angulação está presente.
- A determinação da altura real do rebordo é difícil porque as radiografias periapicais não têm uma correspondência de um para um no que diz respeito ao tamanho.

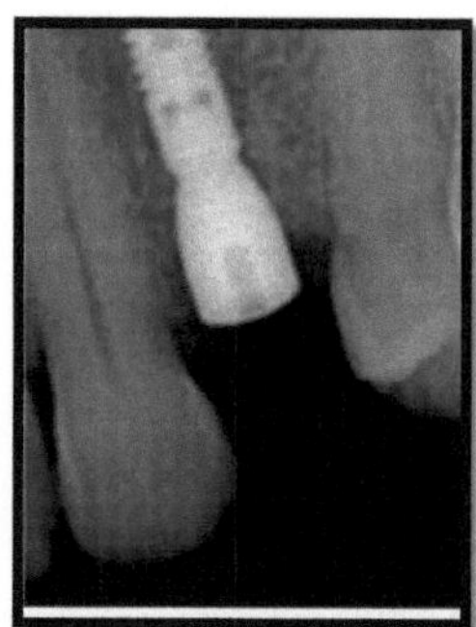

Figura 5.1: Radiografia periapical.

2. Radiografias panorâmicas

A técnica radiológica mais utilizada para o planeamento pré-operatório é a radiografia panorâmica, uma vez que permite ao dentista visualizar a presença ou ausência de dentição ou outros implantes em ambas as arcadas. É também um exame útil para detetar distúrbios ósseos, como quistos residuais.

A altura do osso na mandíbula pode ser avaliada com precisão utilizando um marcador de tamanho conhecido colocado diretamente na mucosa quando a radiografia panorâmica é obtida. Por exemplo, se os marcadores tiverem efetivamente um diâmetro de 5 mm, mas na película panorâmica medirem 6 mm - uma distorção de 20%.

Por conseguinte, embora a radiografia panorâmica mostre 22 mm de osso acima do canal alveolar inferior na área do primeiro molar inferior esquerdo, apenas 18,3 mm estão efetivamente disponíveis; na área do primeiro molar inferior direito, 24 mm de osso mensurável acima do canal alveolar inferior, mas apenas 20 mm de osso estão efetivamente disponíveis.

Uma radiografia panorâmica pode indicar a localização anterio-posterior do forame mental em relação ao local proposto para o implante. Desde que o local proposto para o implante seja 3 mm ou mais anterior ao forame mental, um implante endosteal longo que engloba o osso cortical inferior da mandíbula. Se os forames mentais estiverem na superfície da mandíbula reabsorvida, a incisão para a exposição óssea deve ser colocada em direção ao aspeto lingual do processo alveolar para evitar danificar o nervo mental quando a sínfise mandibular é exposta.

As radiografias panorâmicas fornecem informações definitivas sobre a altura do osso alveolar; no entanto, não fornecem informações sobre a largura do osso. Uma vez que a mucosa maxilar tem uma espessura variável, a previsão exacta da largura é problemática. As imagens de secção transversal devem ser utilizadas para confirmar o volume ósseo maxilar previsto antes da colocação de implantes dentários. Quando o osso maxilar é inadequado, o paciente deve ser aconselhado sobre várias técnicas de aumento ósseo para restaurar o volume do osso maxilar, combinadas com implantes endósseos.

As radiografias panorâmicas não fornecem informações de diagnóstico suficientes sobre o tamanho e a forma dos seios maxilares. O pavimento côncavo do seio resulta em dimensões variáveis do processo alveolar, tanto no sentido antero-posterior como no mediolateral. As radiografias panorâmicas convencionais mostram a altura do osso que está presente no interior da depressão focal da panorâmica. A escassez de informação de diagnóstico relativa ao pavimento do seio maxilar é apreciada quando se compara a panografia convencional com a imagem tridimensional fornecida pelo software especial de processamento dentário utilizado para processar imagens de TC.

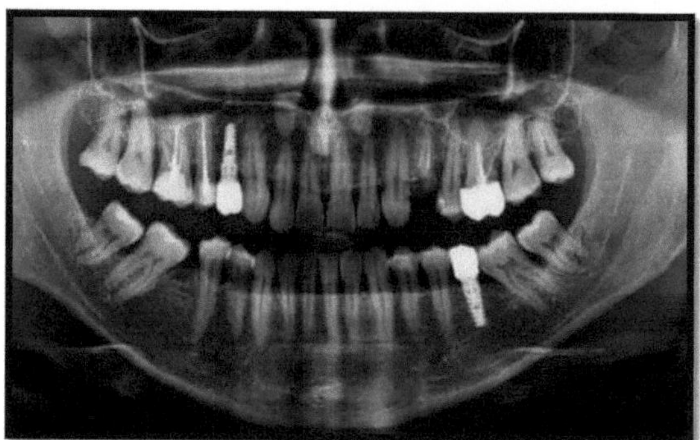

Figura 5.2: Radiografia panorâmica.

Vantagens:

- As radiografias panorâmicas são aquelas em que ambas as arcadas estão presentes numa única película, a maioria dos consultórios dentários está equipada e tem pessoal para obter radiografias panorâmicas e todos os dentistas têm formação completa para ler as radiografias panorâmicas.

Desvantagens:

- Falta de determinação da largura do processo alveolar e de ampliação das estruturas.

3. Radiografias cefalométricas laterais

As radiografias cefalométricas laterais fornecem uma imagem exacta da relação oclusal entre as arcadas e possíveis anomalias esqueléticas. Esta relação é importante para determinar a força que será aplicada a qualquer restauração implanto-suportada. Quando não é possível obter uma oclusão de classe I, pode ocorrer um aumento da carga oclusal anterior maxilar ou mandibular. Se a idade do doente, o seu estado de saúde geral ou a sua relutância em submeter-se a uma cirurgia ortognática impedirem a correção ortodôntica ou cirúrgica da anomalia esquelética, a concentração anormal de forças gerada pelo alinhamento dos maxilares deve ser considerada ao determinar o número e o tamanho dos implantes para suportar qualquer restauração dentária.

Para os pacientes edêntulos numa ou em ambas as arcadas, a radiografia cefalométrica lateral permite ao dentista avaliar o perfil dos tecidos moles e a relação entre as duas arcadas. Depois de uma prótese de teste ser fabricada e revestida com material radiopaco, pode ser efectuada uma segunda radiografia cefalométrica para determinar a relação da restauração dentária proposta com a estrutura óssea residual e para demonstrar a estética do perfil do tecido mole facial gerado pela restauração proposta.

A imagem individualizada da radiografia cefalométrica lateral das alturas corticais vestibular e lingual da sínfise mandibular permite ao dentista determinar com precisão o comprimento e a inclinação adequados dos implantes a colocar.

Vantagens:

- Disponibilidade de cirurgiões orais e maxilofaciais e ortodontistas.
- Imagens um-para-um e previsão de perfis.

Desvantagens:

- As radiografias não estão disponíveis nos consultórios dentários gerais.
- Fornecem informações sobre os processos alveolares apenas em relação ao plano médio-sagital.

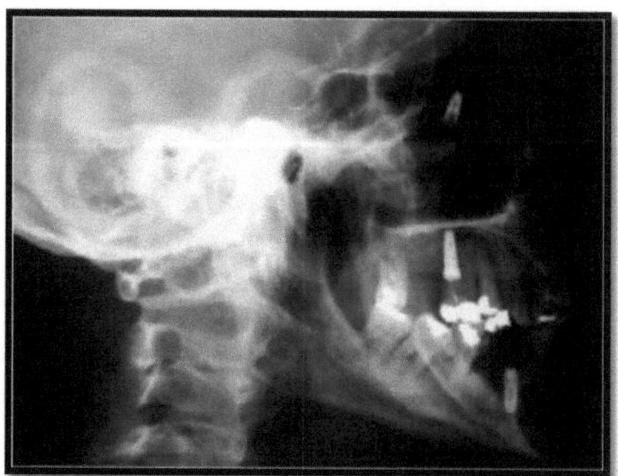

Figura 5.3: Cefalograma lateral.

4. Tomogramas convencionais (TC)

Os tomogramas convencionais fornecem imagens em corte transversal que dão ao dentista informações precisas sobre o volume ósseo e a localização de estruturas vitais quando combinadas com mercados de tamanho conhecido. Quando são pedidas tomografias, a comunicação entre o dentista e o radiologista é da maior importância, porque o dentista tem de identificar com precisão a área específica a ser fotografada. O dentista também deve fornecer ao radiologista um marcador radiológico de dimensão conhecida a ser colocado no processo alveolar no plano do tomograma. A vantagem dos tomogramas convencionais é a redução da radiação e do custo em comparação com a TC.

Quando as radiografias dos locais propostos para a colocação de implantes revelam um volume ósseo inadequado, o dentista pode solicitar imagens de locais adicionais.

Por conseguinte, embora um tomograma convencional resulte numa menor exposição do doente à radiação do que uma imagem de TC, esta vantagem diminui quando é necessário obter imagens de vários locais de implantes prospectivos. Muitos técnicos de radiologia já não mantêm equipamento de tomografia convencional, uma vez que a TC se tornou o estado da arte em tomografia.

5. Tomografia computorizada

Desde 1972, quando o primeiro scanner computorizado converteu imagens de raios X em sinais digitais, ocorreram grandes mudanças nas imagens. A primeira TAC utilizou a tecnologia informática para oferecer imagens com um detalhe dramaticamente melhorado. As técnicas de diagnóstico radiográfico convencionais fornecem imagens com menos de 30 variações de cinzento, enquanto as técnicas de TC contemporâneas geram imagens com mais de 200 tons de cinzento. A escala de cinzentos aumentada da TC mostra variações subtis na densidade dos tecidos que não são discerníveis com a radiologia convencional.

Em segundo lugar, foram introduzidos em 1987 programas especiais de software de processamento dentário capazes de melhorar ainda mais a imagem de TC para mostrar imagens tridimensionais e correspondência um-para-um. Estes programas fornecem imagens panorâmicas e de secções transversais, para além de imagens tridimensionais da maxila ou da mandíbula. Normalmente, o dentista estuda as imagens tridimensionais para obter uma visão geral da área que está a ser considerada para implantes, especialmente o contorno do osso que está a ser considerado para implantação. De seguida, o dentista estuda as vistas panográficas para desenvolver um plano geral para cada arcada. As imagens panográficas servem como uma imagem conveniente para o aconselhamento do paciente. Uma vez desenvolvido o plano geral para cada arcada, o dentista utiliza as imagens de corte transversal, que incluem referências cruzadas às imagens panográficas, para determinar a largura e a altura do osso nos locais específicos selecionados para implantes individuais. O conhecimento da altura exacta do rebordo alveolar até às estruturas vitais adjacentes, como o pavimento nasal ou o canal alveolar inferior, permite ao dentista selecionar o implante mais comprido que não violará qualquer estrutura vital adjacente.

Duas empresas comercializam atualmente software capaz de fornecer imagens tridimensionais para o planeamento de implantes dentários. O software da 3D/Dental (Columbia Scientific, Inc, Columbia, MD) fornece imagens panorâmicas e transversais em tamanho real (um para um), bem como imagens tridimensionais, e o software da Dent/a/Scan (General Electric Co, Milwaukee, WI) fornece uma escala que o cirurgião pode utilizar para converter as medições nas imagens com precisão para o tamanho real.

Pode ser utilizado um aparelho de tomografia computorizada para facilitar o posicionamento do paciente durante o processo de digitalização e para simplificar a correlação das imagens no momento da colocação do implante. O aparelho consiste num guia cirúrgico em acrílico transparente que é modificado através da colocação de uma linha de guta-percha paralela ao plano oclusal proposto e de linhas de guta-percha na face vestibular média e na fossa central de cada dente que é um local de implante proposto. O técnico de TC utiliza o marcador do plano oclusal para assegurar que o doente está na posição correta na gantry de digitalização antes de iniciar o processo de digitalização propriamente dito. O cirurgião e os dentistas restauradores modificam então o aparelho depois de reverem a digitalização, de modo a que a área exacta selecionada na digitalização seja a área preparada para a colocação do implante.

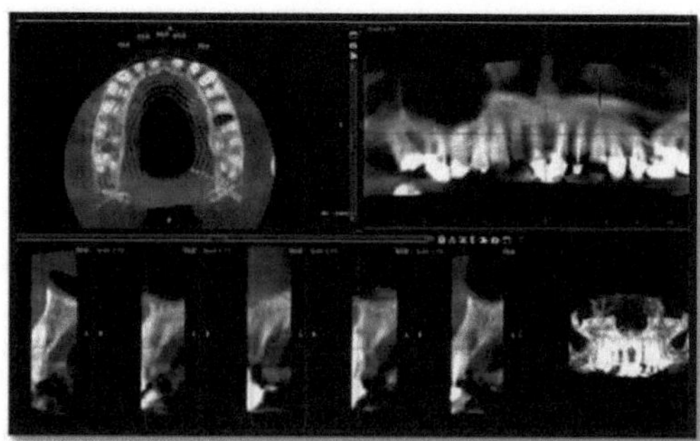

Figura 5.4. Imagens de tomografia computorizada.

O SIM/PLANT (Columbia Scientific, Inc, Columbia, MD), um pacote de software interativo para implantes dentários que permite aos dentistas visualizar e manipular imagens de TC processadas nos computadores dos seus consultórios, ficou disponível em 1993.

Com o SIM/PLANT for Window (Microsoft Corp, Redmond, WA), os dentistas podem visualizar as estruturas vitais e avaliar a quantidade de osso e a quantidade utilizando as imagens panorâmicas, transversais e transaxiais em tamanho real produzidas por TC que são processadas no Image Master-101 da Columbia Scientific, utilizando o IM/PLANT Os dentistas podem utilizar o software SIM/PLANT para sobrepor imagens de implantes de tamanho real nas imagens de TC para fins de planeamento e apresentação do tratamento.

Vantagens:

- Obtenção de imagens individuais com um pormenor inigualável relativamente a todos os potenciais locais de implante no maxilar ou na mandíbula.

Desvantagens:

- É necessária uma marcação numa instalação especial com o scanner de TC adequado, as imagens são mais caras do que as películas de rotina, o paciente é exposto a mais radiação do que com outras técnicas radiológicas e o dentista tem de ser treinado para ler as imagens resultantes.

6. Imagem por Ressonância Magnética

O princípio físico, ou efeito, que constitui a base da RMN é a interação dos núcleos, que têm um momento magnético diferente de zero, com um campo magnético. As bobinas de radiofrequência geram um campo magnético que é utilizado para excitar os núcleos e detetar o sinal. À semelhança de todas as imagens digitais, as imagens de ressonância magnética são apresentadas através de um processador de imagem num tubo de raios catódicos.

Os tecidos com um teor de água relativamente elevado são visualizados com maior precisão com a tecnologia de RMN do que os tecidos com um teor de humidade relativamente baixo. Atualmente, a imagiologia óssea não é tão detalhada com a RM como é com a TC. A tecnologia de RMN não é atualmente utilizada para avaliar a quantidade e a qualidade do osso que pode estar disponível para a colocação de implantes dentários.

COLOCAÇÃO DE IMPLANTES, PROCEDIMENTOS CIRÚRGICOS E CONSIDERAÇÕES DE CARGA

A escolha do local para os implantes de mini-implantes ortodônticos (MIs) é fundamental para o sucesso por muitas razões, incluindo a estabilidade primária, a proteção das estruturas anatómicas vizinhas, a biomecânica de aplicação e o conforto do paciente.

LOCAIS DE COLOCAÇÃO DE IMPLANTES

Na Maxila, os locais mais utilizados são -

- Entre o segundo pré-molar e o primeiro molar permanente
- Entre o primeiro e o segundo molar permanente
- Entre os dois incisivos centrais, o que é particularmente bom para a intrusão
- Região infrazigomática - contraforte zigomático
- Zonas palatinas onde a espessura e a qualidade do osso cortical são excelentes.
- Região da tuberosidade maxilar
- Área palatina média
- Área abaixo da espinha nasal anterior
- Rebordo alveolar edêntulo
- Espaços inter-radiculares tanto bucais

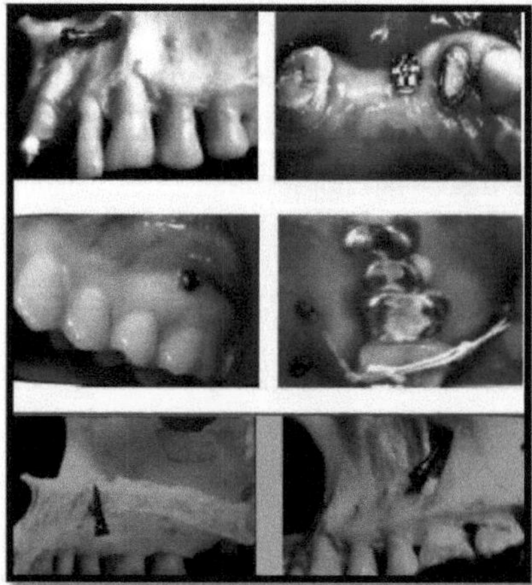

Figura 6.1: Locais dos implantes maxilares, Abaixo da ENA, Crista edêntula, Espaço interradicular (Bucal), (Lingual), Região médio-sagital, Contraforte zigomático.

Na mandíbula, os locais mais comuns são -

- Entre o segundo pré-molar e o primeiro molar permanente
- Entre o primeiro e o segundo molar permanente
- Entre dois incisivos centrais
- Entre o canino e o pré-molar da mandíbula, para vestibular
- Área retromolar
- Sínfise mandibular facialmente.
- Rebordo alveolar edêntulo
- Espaços inter-radiculares tanto para vestibular como para lingual.
- Bucal próprio

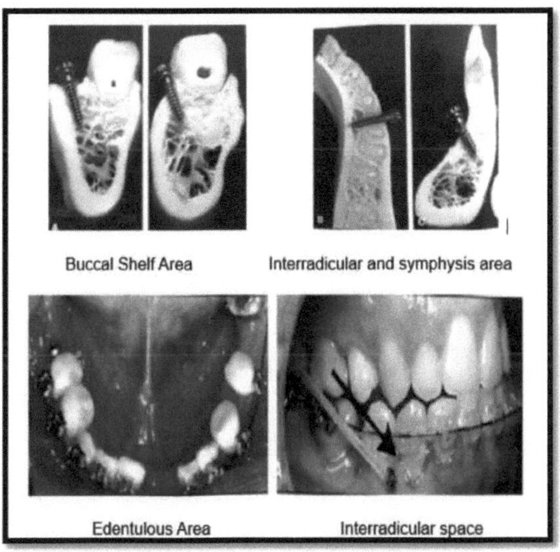

Figura 6.2: Locais de implantes mandibulares.

CONSIDERAÇÕES SOBRE A COLOCAÇÃO DO TAD

Para evitar falhas nos DAT, os clínicos devem considerar os locais ideais para a colocação de mini-implantes e compreender como as forças devem ser aplicadas. A informação radiográfica é um pré-requisito para determinar o local ideal para a colocação de mini-implantes. Uma radiografia panorâmica bidimensional (2D) é normalmente suficiente para determinar a área de colocação do implante, embora existam limitações inerentes.

A tomografia computorizada tridimensional (TC 3D) é por vezes necessária para obter informações mais pormenorizadas sobre os potenciais locais de implantação, tais como a profundidade óssea, a densidade óssea e a distância entre as raízes adjacentes. As aplicações de software são úteis na elaboração de um plano preciso, especialmente quando o mini-implante vai ser colocado entre raízes ou perto do seio maxilar. A determinação do número, posição e paralelismo das raízes proximais antes da colocação do implante tem de ser efectuada. Isto pode ser conseguido com radiografias panorâmicas ou periapicais.

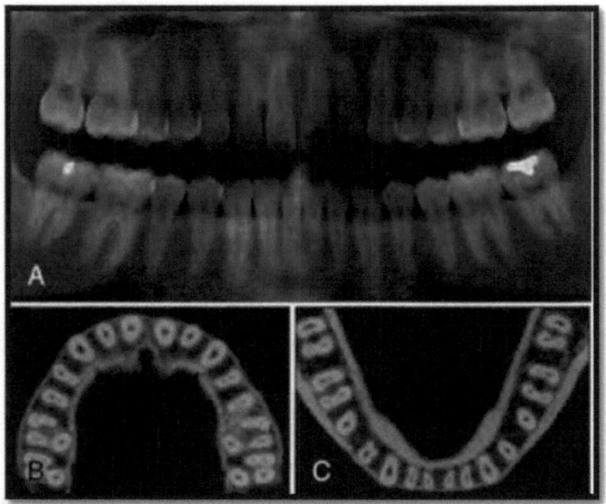

Figura 6.3: Ilustração de A. Radiografia panorâmica, B, C. TC axial demonstrando a quantidade de espaço radicular.

- A colocação e a seleção de uma localização incluem uma curva de aprendizagem. Em geral, o tecido queratinizado fino é preferível ao tecido não queratinizado, enquanto a colocação na gengiva aderente ou na junção mucogengival reduz o crescimento excessivo do tecido e aumenta a capacidade do doente para manter uma boa higiene oral.
- As cabeças TAD variam em tamanho e forma com corpos que podem ser cilíndricos ou cónicos. O design pode ser classificado como auto-perfurante ou auto-roscante. Se for perfurado um túnel antes da inserção, o método de condução é auto-roscante. Quando o parafuso actua como uma broca e é inserido diretamente no osso, o DAT é auto-perfurante. Os métodos auto-roscantes foram mais frequentemente utilizados na primeira década deste século; os parafusos auto-roscantes ganharam popularidade durante a segunda década, uma vez que têm uma maior superfície de contacto com o osso e uma maior

força de fixação. Esta aderência mecânica é uma vantagem, pois reduz a falha de ancoragem estacionária.

- As áreas de osso denso são adequadas para a colocação. Este osso encontra-se na porção anterior da mandíbula e na área da linha média do palato. As porções anteriores da maxila e posteriores da mandíbula são as segundas em densidade (osso cortical poroso e osso trabecular claro), seguidas pelas regiões posteriores da maxila (ao redor ou distal ao primeiro molar), porções posteriores da mandíbula (área do primeiro molar) e o zigoma, todos os quais apresentam osso cortical mais fino e/ou osso trabecular fino. A densidade mais baixa é encontrada na tuberosidade e nas porções posteriores do palato (ao redor ou distal aos segundos molares).
- Na mandíbula, evitar o canal mandibular e o forame mental aquando da colocação do implante; embora o canal incisivo e o nervo e artéria palatinos maiores se encontrem na maxila, estão geralmente afastados do local do implante e raramente representam um problema.
- Os anestésicos tópicos compostos (por exemplo, TAC 20% Alternate, Profound, Profound PET/DepBlu, BTT, BTE) são adequados quando a espessura da gengiva aderente é inferior a 2 mm. A infiltração local é necessária para a colocação palatina, as áreas retromolares e a gengiva livre.
- Antes da colocação, a gengiva é marcada com uma sonda para visualização e é recomendada a utilização de um punção de tecido, uma vez que reduz a probabilidade de o tecido mole se enrolar na rosca do DAT.

PROCEDIMENTOS CIRÚRGICOS PARA COLOCAÇÃO DE IMPLANTES

TAD's auto-roscantes versus auto-perfurantes

- Os TAD's são auto-roscantes ou auto-perfurantes.

Método de condução

- **Método de auto-roscagem (pré-perfuração):**

Os TAD's auto-roscantes apresentam um design cónico com um eixo roscado e um sulco cónico na ponta. Estes mini-implantes requerem frequentemente um furo piloto antes de serem inseridos com uma chave manual. Este método é utilizado quando se inserem microimplantes de pequeno diâmetro e feitos de titânio puro de baixo grau ou quando o osso cortical é denso.

- Método de auto-perfuração (sem broca):

Os TAD's auto-perfurantes apresentam um design em saca-rolhas com um eixo roscado e uma ponta afiada. O eixo foi concebido para funcionar como uma flauta de corte, expelindo os resíduos ósseos para a superfície durante a inserção Os TAD auto-perfurantes são colocados diretamente com uma chave manual sem necessidade de um orifício piloto. Pode ser utilizado quando são inseridos microimplantes de titânio de maior diâmetro feitos de liga de titânio.

Etapas da colocação de implantes

- Nos parafusos auto-perfurantes, as etapas de colocação do implante são apresentadas na **Figura 6.4**.

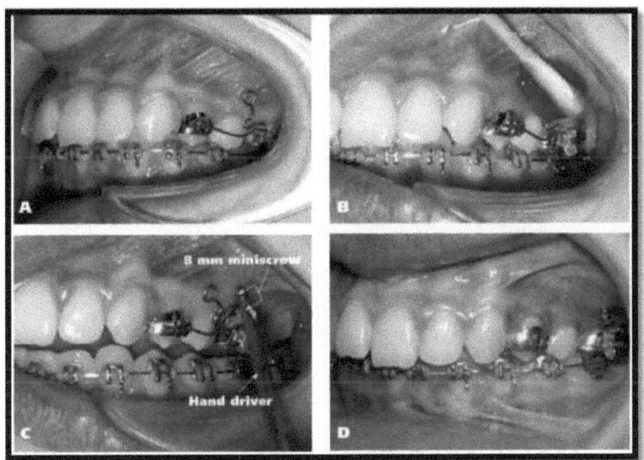

Figura.6.4: Colocação de implante autoperfurante A. A guia cirúrgica marca o local de inserção do dispositivo de ancoragem temporária (DAT) numa radiografia periapical. B. Anestésico tópico de tetracaína, lidocaína e fenilefinerina a 20% aplicado durante cinco minutos. C. Inserção direta de um TAD auto-perfurante com uma chave manual na junção mucogengival. A angulação de 45 graus do plano oclusal minimiza muito o risco de aproximação da raiz. D. Inserção completa e pronta para carga imediata.

No caso de parafusos auto-roscantes **(Figura 6.5)**, faça uma incisão vertical ou horizontal de 3 mm ao longo da junção mucogengival com uma lâmina cirúrgica n.º 15 e, em seguida, eleve um retalho mucoperiosteal para expor o osso subjacente. Isto permite a visualização direta da placa cortical vestibular do alvéolo e permite uma angulação mais precisa. O implante é colocado através de perfuração piloto para perfurar apenas a placa cortical do processo alveolar.

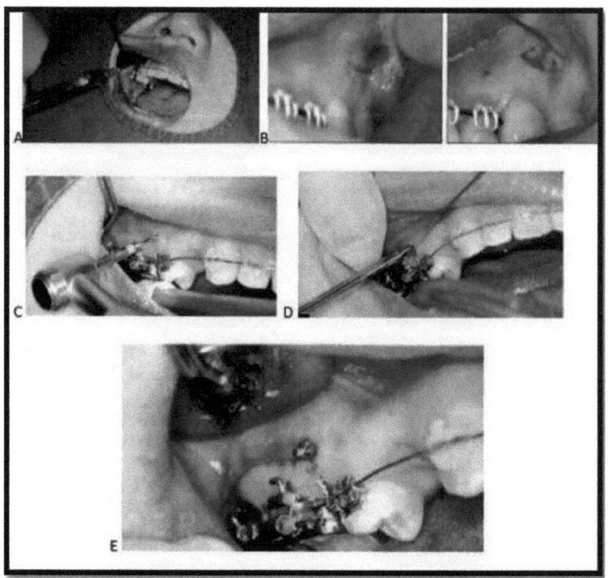

Figura.6.5: Colocação de implante auto-roscante, A. Anestesia B. Incisão elevando o retalho mucoperiosteal C. Broca piloto D. Colocação do implante E. Implante colocado.

Sempre que for utilizada uma perfuração piloto, esta deve ser 0,2-0,2 mm mais fina do que o parafuso e deve ser inserida a uma profundidade não superior a 2-3 mm. Efetuar o orifício piloto no interior do osso cortical para permitir a auto-perfuração do parafuso ósseo e uma melhor retenção mecânica. Manter a velocidade de perfuração baixa sob irrigação completa com solução salina normal para evitar o sobreaquecimento e a necrose óssea.

O implante é retirado do seu invólucro estéril com um alicate de bloqueio de titânio e colocado na chave de parafusos fornecida pelo fabricante. O parafuso é então inserido manualmente com uma chave de parafusos personalizada. Se ocorrer uma resistência durante a inserção do microimplante, esta pode dever-se provavelmente ao contacto com as raízes dos dentes adjacentes. Nestes casos, o microimplante é retirado e reinserido numa angulação diferente. Se o microimplante de inserção estiver solto, deve ser removido e substituído por um implante de tamanho superior no mesmo local. Após a inserção, a cabeça do micro implante permanece fora da mucosa, com a base da cabeça apoiada na mucosa, mas sem a comprimir.

COLOCAÇÃO DE IMPLANTES NO MAXILAR

Espaços inter-radiculares

Estes são normalmente utilizados para os DAT, uma vez que podem ser colocados através da gengiva aderente sem grandes problemas. Os DAT de 7-8 mm de comprimento e 1,5 mm de diâmetro são adequados, mas podem ser utilizados diâmetros mais pequenos (1,2 ou 1,3 mm).

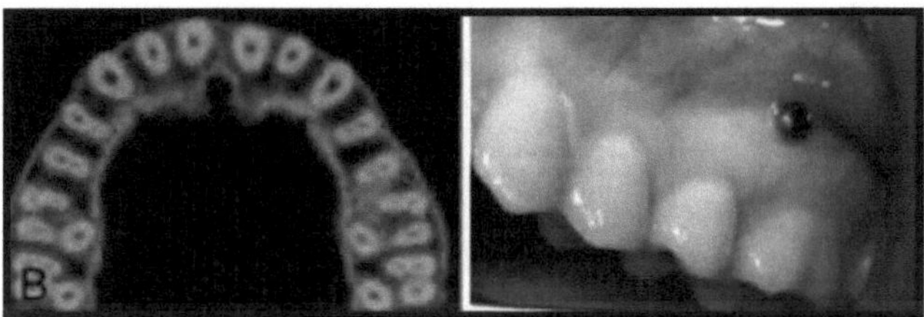

Figura 6.6: Espaços interradiculares na maxila.

Os locais recomendados são:

- Entre o primeiro molar permanente superior e o segundo pré-molar, a cerca de 5-8 mm da crista alveolar;
- Entre o primeiro e o segundo pré-molares do maxilar, a cerca de 5-11 mm da crista alveolar;
- Entre o primeiro pré-molar superior e o canino, a cerca de 5-11 mm da crista alveolar;
- Na porção anterior do maxilar, de canino a canino, cerca de 5 mm ou mais apicalmente à crista alveolar.

Como os mini-implantes podem migrar até 1,5 mm, recomenda-se pelo menos 1 mm de espaço de segurança. Considerando a largura média de

1,5 mm para um DAT, um espaço de 3 mm entre as raízes dos dentes vizinhos seria adequado. A área da arcada média da maxila, entre os caninos permanentes e os primeiros pré-molares, ou entre os primeiros e segundos pré-molares, geralmente apresenta a maior densidade óssea na porção vestibular da maxila. O caminho de inserção pode ser oblíquo ou perpendicular.

De um ponto de vista mecânico, é melhor colocar o DAT perpendicularmente à superfície óssea. A distância inter-radicular é maior em direção aos ápices do que mais perto da junção cemento-esmalte (CEJ). Para reduzir a possibilidade de contacto com um dente, deve ser utilizado um ângulo de inserção de 30-60° em direção aos ápices quando o espaço entre as raízes é estreito. A inserção perpendicular é mais fácil, mas é necessário espaço suficiente entre as raízes.

A colocação deve ser perpendicular na área dos pré-molares superiores para evitar os seios nasais. Os seios nasais muito baixos podem impedir a colocação. A raiz mesiovestibular dos primeiros molares permanentes superiores também pode limitar a colocação.

As porções anteriores de canino a canino fornecem gengiva bem aderida e osso de boa qualidade, mas por vezes é necessária uma pequena incisão. Recomenda-se um diâmetro maior (1,6 mm) para a colocação entre os incisivos centrais em pacientes jovens, devido à presença potencial de uma "lacuna" na área de sutura.

As imagens de tomografia computorizada de feixe cónico (CBCT) são preferíveis às radiografias panorâmicas, uma vez que a inclinação vestibulolingual (torque) das raízes tem o efeito de sobrestimar ou subestimar as inclinações mesiodistais das raízes, fornecendo assim, por vezes, uma representação imprecisa do espaço interradicular.

Crista infrazigomática

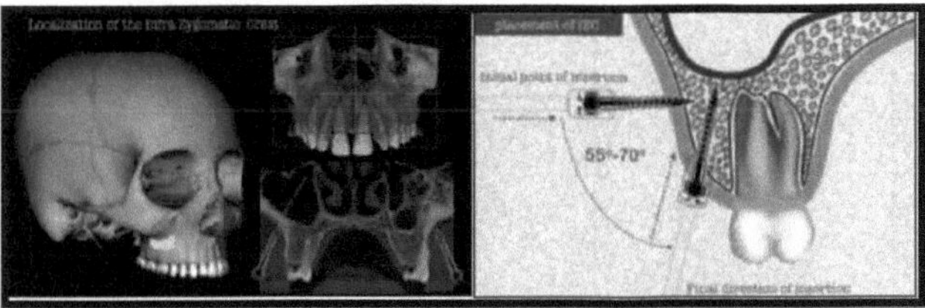

Figura 6.7: Região da crista infrazigomática.

O bordo inferior do arco zigomático oferece outra boa localização para a colocação, mas pode exigir uma incisão e/ou a utilização de um DAT maior. Um DAT com 5-6 mm de comprimento deve ser suficiente se for utilizado um fio de ligadura a partir da cabeça e deixado exposto através da gengiva anexa. Recomenda-se um diâmetro de 1,5 mm. Os mini-implantes nesta área devem ser colocados 14-16 mm acima do plano oclusal a 55-70° do plano oclusal maxilar.

Tuberosidade maxilar

A presença de gengiva aderente na área favorece a auto-perfuração dos DATs. No entanto, a colocação pode ser muito difícil ou mesmo, por vezes, impossível com uma chave manual. Deve ter-se cuidado, uma vez que esta área apresenta a menor espessura óssea no maxilar, e a qualidade do osso é por vezes comprometida.

Uma localização adequada na porção anterior do palato é 5-9 mm posterior ao forame incisivo e 3-6 mm da sutura ou rafe médio-sagital. Recomenda-se um TAD com 6 mm de comprimento e 1,5-1,8 mm de diâmetro. A espessura total do osso e da mucosa deve ser avaliada através de CBCT para determinar o comprimento do DAT e para evitar a penetração na cavidade nasal, no seio nasal, na concha nasal inferior e no canal/forame incisivo.

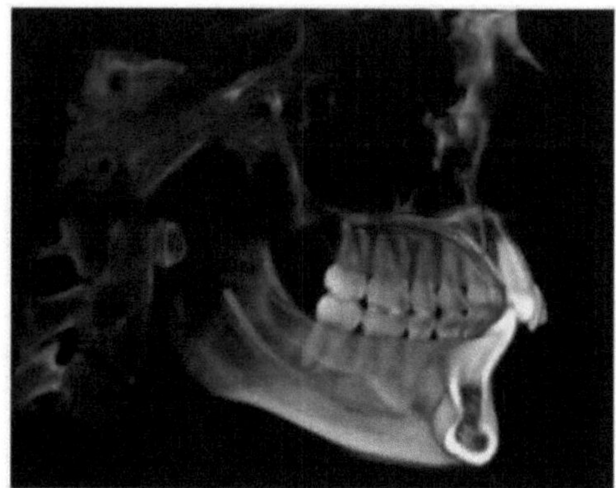

Figura.6.8: Representação do canal nasopalatino e do canal mandibular. Para reduzir a probabilidade de lesão do nervo, os DATs no palato devem ser colocados 5-9 mm depois do canal incisivo.

A interdigitação da sutura médio-sagital dura até o final da adolescência, e a possibilidade de interdigitação incompleta e a alta taxa de renovação óssea nessa área podem interferir na estabilidade primária. Consequentemente, a sutura palatina mediana ou a rafe devem ser evitadas, especialmente durante a infância e o final da adolescência, pelo que se recomenda a colocação paramediana.

Espaços edêntulos

Os TAD's podem ser usados para preservação óssea em casos de incisivos laterais congenitamente ausentes. O parafuso é colocado na porção palatina da área edêntula, perpendicularmente ao processo alveolar, na porção coronal do terço médio do comprimento das raízes adjacentes (30-40% do comprimento da raiz em torno da primeira ruga palatina).

A colocação vertical é desaconselhada. A colocação horizontal bicortical evita a atrofia alveolar, aumenta a densidade óssea e permite o desenvolvimento vertical do processo alveolar. O comprimento do TAD e a colocação bicortical efectiva devem ser confirmados através de CBCT.

COLOCAÇÃO DE IMPLANTES NA MANDÍBULA

Espaços inter-radiculares

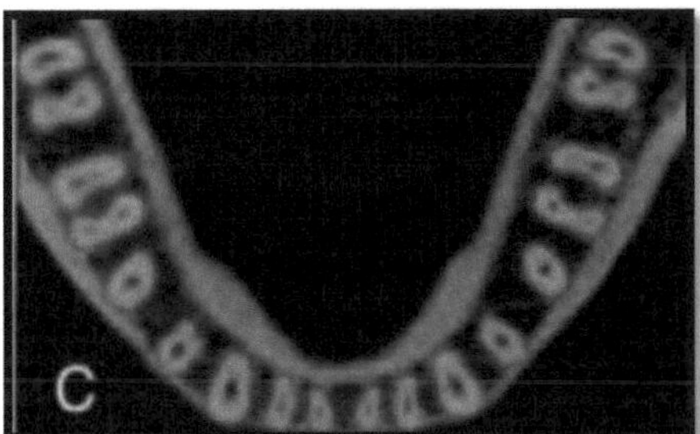

Figura 6.9: Espaços interradiculares na mandíbula.

Os locais recomendados são:

- Entre os segundos e primeiros molares inferiores, onde o espaço interradicular é mais favorável a todos os níveis, começando 2 mm abaixo da crista alveolar;
- Entre o segundo pré-molar e o primeiro molar inferiores (segunda melhor zona), com o maior espaço interradicular localizado a cerca de 11 mm da crista alveolar. A colocação nesta zona é muito frequente devido à sua versatilidade e à boa qualidade do osso
- Entre o segundo e o primeiro pré-molar da mandíbula;

- Entre o primeiro pré-molar inferior e o canino permanente a 11 mm da crista.

É recomendado um diâmetro de 1,5 mm e comprimentos de 5-7 mm. A colocação na gengiva aderente nos segmentos posteriores nem sempre é possível devido à faixa estreita de gengiva aderente, e pode ter de ser 3-4 mm apicalmente à junção muco-gengival na mucosa alveolar. Neste caso, são utilizados DATs mais compridos (10-12 mm), e o ângulo de inserção pode ter de ser alterado. Se o ângulo for suficientemente vertical, o DAT pode ser colocado paralelamente aos dentes na plataforma vestibular em vez de entre a raiz dos molares inferiores.

Região da plataforma bucal

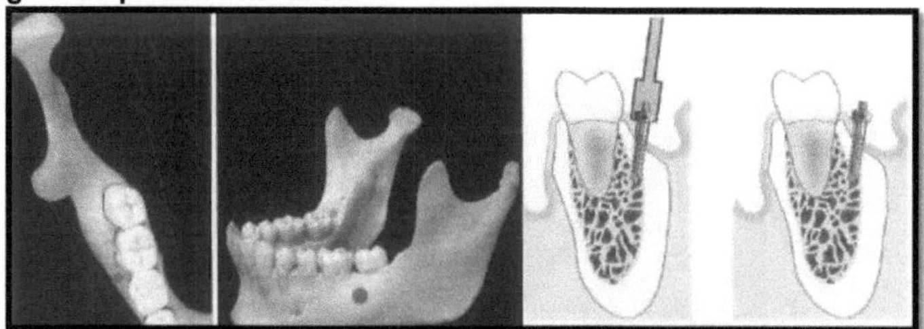

Figura 6.10: Região da prateleira bucal da mandíbula.

Para a colocação de parafusos ósseos na área BS da mandíbula (região do 2.º molar), o ponto inicial de inserção situa-se interdentalmente entre o 1.º e o 2.º molar e 2 mm abaixo da junção mucogengival. Neste ponto, o parafuso auto-perfurante é direcionado a 90° em relação ao plano oclusal. Depois de o entalhe inicial no osso ter sido criado após algumas voltas da chave, a direção da chave do parafuso ósseo é alterada em 60° a 75° na direção do dente, para cima, o que ajuda a passar as raízes dos dentes e a direcionar o parafuso para a área da prateleira vestibular da mandíbula. Na mandíbula, no entanto, por vezes é necessário efetuar uma pré-perfuração ou uma fenda vertical na mucosa se a densidade óssea for demasiado espessa, mas nunca é necessário levantar o retalho. É possível efetuar uma carga imediata e um único parafuso ósseo pode suportar uma força de até 300350 g.

Porção posterior da mandíbula

Esta área inclui as almofadas retromolares, a crista oblíqua externa e a porção anterior do ramo. A espessura e a qualidade do osso cortical são muito favoráveis.

Os TADs podem ser úteis na verticalização de molares severamente impactados, na distalização de molares para resolução de apinhamento e, por vezes, na distalização de toda a dentição mandibular durante a correção da Classe III.

Os tecidos moles são mais espessos nestas áreas e não estão fixados. Têm de ser examinados para selecionar um comprimento de parafuso adequado (5, 10 ou 14 mm) e um diâmetro (1,5-2 mm). É necessário ter cuidado com o nervo vestibular longo nesta área. Além disso, se o osso for demasiado denso, pode ocorrer uma fratura durante a inserção.

Porção anterior da mandíbula

A espessura do osso alveolar vestibular diminui em direção à linha média. A porção vestibular anterior da mandíbula apresenta a densidade óssea mais baixa de toda a arcada. A quantidade limitada de gengiva aderida na área pode levar à inflamação e à cobertura total. A colocação entre os incisivos mandibulares é útil para a intrusão dos incisivos molares mandibulares e/ou correção da inclinação oclusal, mas pode ser difícil devido à proximidade da raiz. Recomenda-se a colocação de TAD's finos de 1,2 ou 1,3 mm.

Quanto mais perto os mini-implantes forem colocados das raízes dos dentes, menores serão as suas hipóteses de sucesso. Se a espessura óssea não for adequada, a ancoragem óssea bicortical pode ser considerada após a realização de uma TCFC. Devido à distância interradicular limitada entre os incisivos, a sínfise é uma opção alternativa, uma vez que oferece uma boa qualidade óssea. A colocação deve ser tentada abaixo dos ápices dos dentes, e um fio de ligadura pode ser estendido através da mucosa para a cavidade oral.

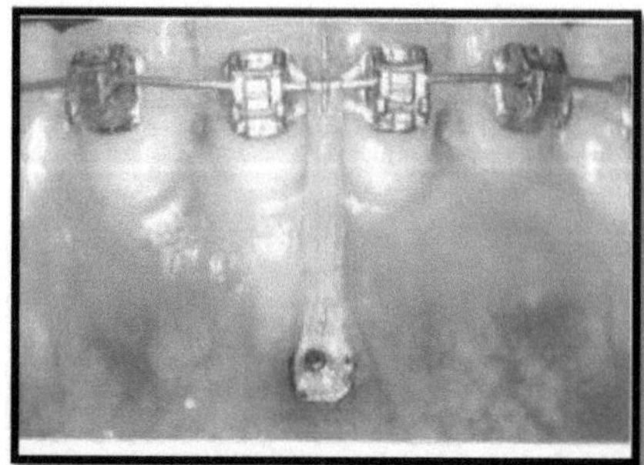

Figura 6.11: Implantes colocados entre dois incisivos centrais inferiores.

Aspeto Lingual

Os TAD não são normalmente colocados na superfície lingual da mandíbula. No entanto, a presença de toros linguais mandibulares e/ou a ausência de dentes proporcionam, por vezes, áreas adequadas.

CONSIDERAÇÃO DO CARREGAMENTO

A ancoragem dos TAD pode ser obtida direta ou indiretamente:

- **A ancoragem direta** é a aplicação de uma força diretamente do dispositivo de ancoragem esquelética a um dente ou grupo de dentes; assim, pode ser descrita como uma interação entre o DAT e o dente. A linha de força está normalmente em ângulo com o plano oclusal, resultando numa força intrusiva sempre presente quando é aplicada uma ancoragem intra-arco direta.

- **A ancoragem indireta** é uma interação entre dentes. A unidade de ancoragem ou unidade reactiva (dente ou grupo de dentes) é fixada rigidamente ao dispositivo de ancoragem esquelética; por conseguinte, a força é geralmente aplicada ao longo do plano oclusal. A abordagem indireta pode ser facilmente integrada na técnica de fio reto ou em qualquer outra técnica ortodôntica tradicional.

Clinicamente, existem 2 tipos de padrões de carga para implantes como ancoragem ortodôntica:

1. O primeiro tipo consiste em permitir a cicatrização do implante antes da aplicação da força ortodôntica e em conseguir a osteointegração na interface osso-implante.

Após a osseointegração, a qualidade e a quantidade de osso são factores importantes, devido à necessidade de manter a longo prazo a estabilidade da interface osso-implante.

2. O segundo tipo de padrão de carga, a força pode ser carregada imediatamente, porque a estabilidade do implante pode ser alcançada por interdigitação mecânica em vez de por osseointegração na fase inicial da cicatrização do implante. Por conseguinte, a quantidade de osso parece ser o fator principal na estabilidade dos mini-implantes.

SISTEMA DE CARGA DE FORÇA

Os sistemas de força devem ser compreendidos para planear adequadamente o sistema e o local de colocação do DAT. A linha de ação da força e a sua direção, o ponto de aplicação da força, a adição do vetor de força e os sistemas de força equivalentes são conceitos importantes que podem ajudar o médico a otimizar a ancoragem esquelética.

A linha de ação da força e a sua direção descrevem o movimento de um corpo (dente ou grupo de dentes). A linha de ação e a sua direção têm de ser traçadas até ao ponto de aplicação para descrever com precisão o vetor da força. Além disso, a relação entre a linha e o ponto de aplicação da força até o centro de resistência do dente (ou grupo de dentes) precisa ser analisada para prever o movimento tridimensional (3D) do corpo. A carga máxima que pode ser aplicada às unidades de ancoragem esquelética precisa estar acima da faixa de forças mínimas necessárias para os movimentos dentários.

Relativamente à ancoragem estacionária, numerosos artigos recomendaram forças de carga de 300 gramas de força ou menos. Muitos autores sugeriram forças de carga de 50 g em regiões de osso cortical fino e trabéculas finas. Os DATs inseridos em osso mandibular denso permaneceram clinicamente estáveis com forças de até 900 g. Em regiões de baixa densidade óssea, a simples colocação de um parafuso mais longo ou a aplicação de uma força mais leve não garante a ancoragem estacionária.

A força de intrusão deve ser ligeira e contínua no ligamento periodontal e minimizar o risco de reabsorção radicular. Utilizou-se 90 g de força para intruir molares superiores em crianças e 50 g de força para intruir molares superiores em adultos.

TAD's EXTRA-ALVEOLARES EM ORTODONTIA

Indicações

Ao contrário dos DATs intra-alveolares, os DATs extra-alveolares colocados nas regiões do IZC e da plataforma vestibular têm uma indicação precisa. Os DAT's extra-alveolares são amplamente utilizados na distalização de toda a arcada maxilar ou mandibular. Isto deve-se ao facto de permitirem uma maior ancoragem imediatamente após a colocação (estabilidade primária) quando introduzidos em áreas de osso reforçado maxilar ou mandibular. E, ao contrário dos DAT intra-alveolares, permitem o movimento de toda a arcada sem contacto com a raiz.

Além disso, os DATs IZC e de prateleira vestibular são recomendados para a retração em massa dos dentes anteriores, intrusão dos dentes posteriores e expansão da arcada. Também são utilizadas para retração individual de caninos, pré-molares e molares em pacientes com protrusão dentoalveolar bimaxilar e distalização de caninos e pré-molares para obtenção de espaço anterior. Uma das indicações interessantes dos DAT's extra-alveolares é a retração individual de caninos com IZC e DAT's da prateleira vestibular, de forma a proporcionar espaço para os dentes anteriores em pacientes com falta de dentes e que necessitam de espaço para os restaurar. No caso de pacientes que necessitam de correção da linha média com distalização de toda a arcada, uma boa abordagem é a utilização de DAT's extra-alveolares.

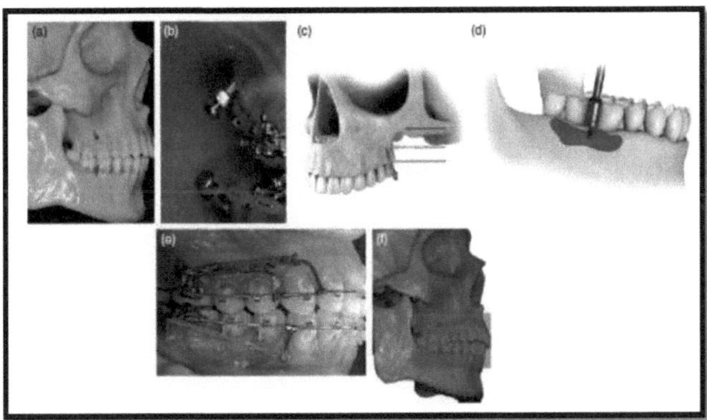

Figura 6.12: (a, b) Atualmente, os locais extra-alveolares, como o IZC e a prateleira bucal, são áreas populares para ancoragem absoluta para proporcionar uma retração dentoalveolar maxilar e mandibular completa. (c) Localização anatómica de uma área IZC: a seta superior mostra o processo zigomático, a seta do meio mostra a parte medial da IZC e a seta inferior mostra a porção inferior da IZC. (d) Área da prateleira vestibular (vermelho) com o local ideal para o posicionamento de um mini-implante entre o primeiro e segundo molares inferiores. (e, f) Áreas de ação dos mini-implantes extra-alveolares.

Colocação de mini-implantes no IZC

Os princípios de biossegurança devem ser rigorosamente respeitados antes da colocação de um mini-implante. O ângulo de colocação do mini-implante no IZC é fundamental. **Park et al.** avaliaram o ângulo entre o eixo do mini-implante e a cortical óssea. Concluíram que a colocação de um mini-implante quase paralelo ao longo eixo da raiz dos molares aumenta a sua superfície de contacto com o osso cortical, garantindo maior estabilidade. Além disso, uma posição mais vertical do mini-parafuso reduz a possibilidade de contacto com uma raiz.

Seguem-se os passos para conseguir a colocação segura de um mini-parafuso no IZC:

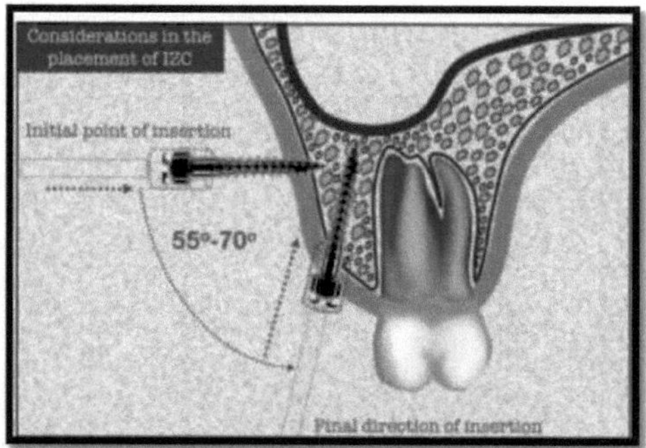

Figura 6.13: Considerações sobre a colocação de IZC.

1) Anestesiar a zona cirúrgica.

2) Inicialmente, coloque a ponta do mini-parafuso num ângulo de 90° em relação à superfície óssea na região do IZC, depois de utilizar um explorador endodôntico para perfurar o osso cortical na junção mucogengival.

3) Penetrar a ponta 1 mm no osso cortical à altura das raízes vestibulares, entre o primeiro e o segundo molar superior nos adultos e na região entre o segundo pré-molar e o primeiro molar nos jovens, uma vez que o IZC nos jovens está localizado mais anteriormente, como se pode determinar por palpação local.

4) Rodar a chave de mão entre 55° e 70° em relação ao plano oclusal, rodando-a no sentido dos ponteiros do relógio, enroscando o mini-parafuso.

5) A idade do paciente, a morfologia óssea e o tipo de biomecânica devem ser considerados. No plano sagital, ou seja, na direção antero-posterior, posicionar a cabeça do mini-implante com uma ligeira inclinação para a direção mesial.

Colocação de mini-implantes na plataforma bucal

As técnicas de colocação dos mini-implantes na plataforma vestibular seguem as descritas para os mini-implantes colocados no IZC, ou seja, após seguir os princípios de biossegurança, utilizar anestesia local e perfurar a cortical óssea. De seguida, colocar o mini-implante no ângulo pretendido (70°) relativamente ao plano oclusal. Em algumas situações, dependendo da biomecânica, o mini-implante deve ser inclinado para o plano mesial.

Magnitude da força aplicada

A magnitude da força mecânica sobre os miniparafusos extra-alveolares é um fator importante para o sucesso do miniparafuso, pois influencia na estabilidade da ancoragem, como muitos autores já apontaram. O peso recomendado para a mecânica ortodôntica com miniparafusos na região da CIV varia de 220 a 340g e, na região da plataforma vestibular, de 340 a 450g **(Figura 6.14 a-b).** A força pode ser carregada por meio de correntes elastoméricas ou molas helicoidais fechadas **(Figura 6.14 c-f).**

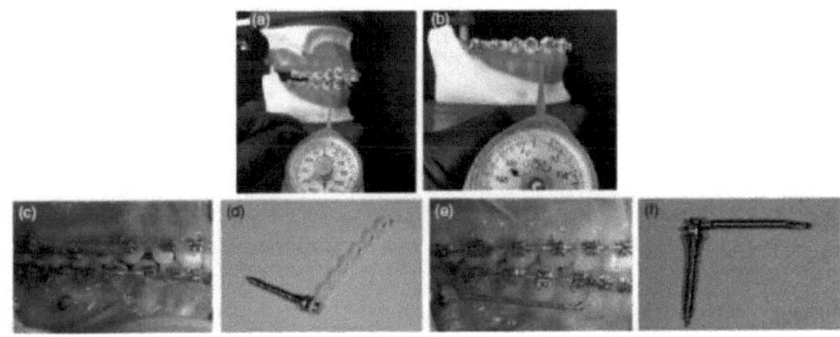

Figura.6.14: (a, b) A força recomendada para a mecânica ortodôntica com mini-implantes varia de 220 a 340g (8-12 oz) na região do IZC e de 340 a 450g na região da plataforma vestibular. (c-f) Uso de corrente elastomérica ou mola helicoidal fechada para aplicação da força.

VANTAGENS DA UTILIZAÇÃO DE TAD's EXTRA-ALVEOLARES

Esta abordagem tem várias vantagens:

- Redução do risco de traumatização das raízes.
- Maior quantidade de osso cortical nos locais de colocação, o que permite a utilização de um mini-implante mais rígido (2,0 mm).
- Sem interferência com o movimento mesiodistal dos dentes.
- Ancoragem adequada para a retração da arcada dentária como um todo, reduzindo a protrusão.
- Baixa taxa de falhas.
- Utilização de menos mini-parafusos em casos complexos.

PRECAUÇÕES

- De preferência, colocar os mini-implantes na gengiva aderente.
- Respeitar os princípios gerais de biossegurança.
- Manter uma higiene rigorosa no local de implantação, especialmente nos casos em que os mini-implantes são colocados na área de transição da gengiva fixa para a mucosa móvel.
- Manter o ângulo correto ao colocar o mini-implante para evitar ferir as raízes.
- Quando o implante é colocado no IZC, não deixar que o mini-implante penetre no seio maxilar.
- Ao distalizar os segundos molares inferiores, utilizar radiografias panorâmicas ou CBCT para verificar se existe espaço suficiente para este movimento.
- Em pacientes jovens, colocar os mini-implantes mais anteriormente (na região do primeiro molar) e verticalmente mais alto para evitar a possibilidade de ferir a raiz do dente, especialmente quando o posicionamento é efectuado na mucosa móvel.
- Clinicamente, em caso de dúvida, utilize a CBCT para pré-avaliar a colocação de mini-implantes nas regiões do IZC e da prateleira

vestibular.

RESPOSTA BIOLÓGICA AOS TADS ORTODONTICOS, FACTORES QUE AFECTAM O SUCESSO E A TAXA DE FALHA DOS TAD's

O Dr. J.B. Cope propôs a classificação dos DATs ortodônticos em dois grupos:

- TAD's osteointegrados e
- TAD's retidos mecanicamente.

As respostas biológicas a estes tipos são bastante diferentes. Os DATs osseointegrados dependem do contacto máximo entre as superfícies do dispositivo e o osso para alcançar a osseointegração. Os DAT retidos mecanicamente têm áreas de contacto ósseo direto, mas também têm mais espaços onde o contacto ósseo é mínimo ou nulo **(Figura 7.1).**

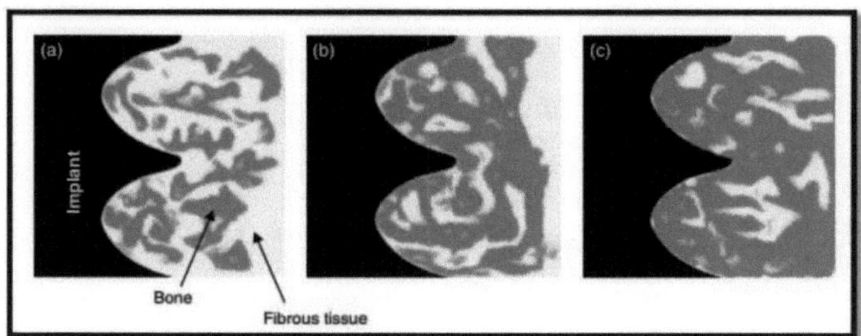

Figura 7.1: Ilustrações da interface osso-implante. (a) Sem osseointegração. Acreditava-se que tinha uma retenção mecânica pura. (b) Osseointegração parcial. Estudos mais recentes indicam que quase todos os mini-implantes têm uma combinação de quantidades variáveis de formação óssea e tecido fibroso na superfície da rosca. (c) Osseointegração total, que proporciona uma retenção óssea osseointegrada.

A inserção de ambos os tipos de DAT inicia uma série de processos biológicos, incluindo a formação de um coágulo sanguíneo, uma alteração na morfologia nuclear dos osteócitos que rodeiam o local do implante e a formação de novo osso.

DISCOS ORTODÔNTICOS OSSEOINTEGRADOS

No final do século XX, foram efectuados vários estudos de osteointegração envolvendo a inserção de implantes de titânio. Imediatamente após a inserção de um implante de titânio, a superfície entra em contacto com o sangue e fica coberta por um biofilme que contém fibrinogénio e serina proteases do sistema de complemento e coagulação.

Os glóbulos vermelhos e as plaquetas ligam-se ao biofilme, o que resulta na formação de um coágulo de sangue entre a interface do osso e o implante. Este coágulo sanguíneo contém fibrina e pode também conter lascas de osso poligonais que se presume serem o resultado da preparação cirúrgica no local de inserção ou da inserção do próprio parafuso.

- **Dia 1 após a inserção:** Encontram-se glóbulos vermelhos e células inflamatórias, maioritariamente constituídas por neutrófilos, entre o osso e o implante. No osso diretamente adjacente ao implante, o aspeto da osteocitose alterou-se com lacunas osteocíticas vazias e núcleos osteocíticos picnóticos que se estendem até 100 μm no osso.
- **Dias 3-7 após a inserção:** A infiltração de células inflamatórias tende a desaparecer gradualmente. Começam a aparecer células fusiformes ou achatadas na interface entre o osso pré-existente e o implante ortodôntico.
- **Duas a quatro semanas após a inserção:** Os osteoblastos cuboidais são claramente visíveis na interface entre o osso e o implante. Verifica-se que as novas fibras de colagénio correm circunferencialmente à volta da cavidade do dispositivo de ancoragem, enquanto as fibras do osso existente têm uma direção semelhante ao eixo longo do osso. Numerosas unidades de modelação óssea contendo osteoclastos multinucleados e vasos sanguíneos também aparecem no osso

cortical que rodeia o implante.

- **Seis semanas após a inserção:** A remodelação óssea ativa parece diminuir e uma região de lacunas osteocíticas vazias ainda se encontra adjacente à região de osso recentemente depositado.
- **Pós-cicatrização:** Após seis semanas de tempo de cicatrização e osseointegração, o dispositivo está pronto para ser carregado com forças ortodônticas. Esta carga provoca um aumento da renovação do tecido ósseo e da densidade óssea no osso alveolar adjacente, em comparação com um controlo sem carga.

No entanto, apesar do aumento da renovação do tecido ósseo, o TAD mantém a integração óssea mesmo após 32 semanas de carga ortodôntica. Além disso, não há diferença significativa na remodelação óssea em torno da superfície osso-TAD em termos de compressão, tensão ou cisalhamento.

TAD's MECANICAMENTE RETIDOS

Os DATs retidos mecanicamente não dependem da resposta biológica à sua inserção para a estabilidade, mas ocorrem alterações ósseas.

- **Dia 1-7 após a inserção:** Na primeira semana após a colocação do implante ortodôntico retido mecanicamente, verifica-se uma diminuição dos marcadores de diferenciação dos osteoblastos, uma diminuição da proliferação, um aumento da morte dos osteócitos e um aumento das microfracturas do osso alveolar em redor do implante ortodôntico, em comparação com as áreas que não estão diretamente em contacto com o implante. Também não se regista qualquer invasão de células inflamatórias durante a primeira semana, e os osteoblastos encontram-se firmemente fixados à superfície de titânio do TAD.

- **Uma a duas semanas após a inserção:** Nas áreas em contacto direto com os implantes, o osso é reabsorvido pelos osteoclastos e substituído por osso viável recém-formado. Apesar desta perda temporária de contacto com o osso duro, os implantes permaneceram clinicamente estáveis.

TIME	Osseointegrated Tads	Mechanically retention Tads
Immediate	Biofilm-formation of blood clot	Direct contact with bone and microfractures within the bone
1day	Red blood and inflammatory cells	Attachment of osteoblasts to the titanium surface
3-5 days	Appearance of osteoblasts and a decrease in inflammatory cells	Osteocyte cell death
1-4weeks	Bone remodelling	Bone remodelling

Tabela 7.1: Comparação das respostas biológicas para TAD's osseointegrados e TAD's retidos mecanicamente.

FACTORES QUE AFECTAM A TAXA DE SUCESSO E INSUCESSO DOS MINI-IMPLANTES

1. Qualidade do osso

- **Densidade do osso**

A carga máxima para um implante não integrado é proporcional à área de superfície do implante em contacto com o osso circundante. A densidade óssea influencia a estabilidade primária: o osso cortical denso e espesso proporciona um melhor bloqueio mecânico para o implante do que o osso esponjoso menos denso. As regiões entre os segundos pré-molares superiores e os primeiros molares, e mesialmente aos segundos pré-molares superiores, são seguras no que respeita à qualidade óssea para a colocação de mini-implantes.

- **Espessura da placa cortical**

A espessura do osso cortical pode ser importante para o sucesso dos mini-implantes. Uma zona de espessura de osso cortical de 1 mm ou mais foi associada a menos falhas de mini-implantes. Os locais de inserção com espessura de osso cortical inferior a 1 mm foram associados a mais falhas de mini-implantes do que os locais com espessura de osso cortical igual ou superior a 1 mm. Verificou-se que uma maior espessura do osso cortical estava associada a uma menor deflexão dos mini-implantes. A espessura do osso cortical inferior a 1 mm levou a um aumento das tensões que poderiam causar a reabsorção do osso esponjoso. O risco de sobreaquecimento durante a perfuração de locais com córtex denso é elevado, devendo ser utilizada irrigação contínua com solução salina para evitar a necrose.

2. Torque de colocação do implante

Um torque de colocação de implante adequado é um fator importante que determina a taxa de sucesso dos mini-implantes inseridos no osso alveolar vestibular nas regiões posteriores da mandíbula e da maxila.

Valores de torque de inserção mais elevados (>10 Ncm) durante a colocação do implante foram associados a mais falhas de mini-implantes. Uma vez que níveis elevados de tensão podem causar necrose e isquemia local do osso circundante, foram propostos valores específicos de torque de inserção. Wilmes et al. relataram a fratura de implantes perto da cabeça do implante quando se utilizou um eixo de chave cruzada com binários superiores a 23 Ncm, e recomendaram que o binário deveria ser geralmente limitado a um máximo de 20 Ncm. Uma chave de cabeça hexagonal pode distribuir as tensões de forma mais uniforme na cabeça de um mini-implante do que uma chave de fendas.

3. Diâmetro do mini-implante

Um aumento das dimensões leva a um maior envolvimento da superfície óssea. O diâmetro é o fator mais importante em termos de estabilidade porque um aumento do diâmetro leva a um maior binário de inserção. As mini-implantes de diâmetro relativamente grande também são menos susceptíveis de serem desviadas por uma carga prolongada e, mais importante, são mais resistentes à fratura. No entanto, os mini-implantes de 2 mm de diâmetro não são facilmente acomodados em muitos espaços interproximais, pelo que a maioria dos mini-implantes tem diâmetros de corpo médio de cerca de 1,5 mm. Os mini-implantes com um diâmetro mais pequeno são mais fáceis de colocar entre as raízes, mas uma pequena redução nesta dimensão diminui significativamente a resistência à torção e, por conseguinte, aumenta o risco de fratura do implante. É aconselhável evitar os implantes com menos de 1,3 mm de diâmetro, especialmente quando colocados no osso cortical espesso do maxilar inferior.

4. Comprimento dos mini-implantes

A utilização de mini-implantes demasiado compridos pode provocar micro lesões nos ossos, além de realçar a possibilidade de complicações mais frequentes e mais graves causadas pelos mini-implantes maiores. A forma dos mini-implantes tem um grande impacto na taxa de sucesso alcançada, mas acreditam que o diâmetro e a geometria da secção transversal longitudinal, mais do que o comprimento, determinam os resultados.

5. Hora da aplicação da carga

Carga imediata - Nem sempre é encontrada uma correlação entre o tempo de aplicação da força e a taxa de sucesso. A carga imediata parece ter um efeito positivo no osso, aumentando o turnover celular e a densidade nas áreas adjacentes aos implantes carregados em comparação com os implantes sem aplicação de força, sugerindo que a carga ortodôntica pode ter um efeito protetor. "Um relatório de análise de elementos finitos diz que a carga imediata deve ser limitada a 50 cN de força num implante mini-rosca de 2 mm de diâmetro".

Carga retardada - Mesmo que a fixação inicial pareça favorável, o afrouxamento dos mini-parafusos pode ocorrer durante o tratamento ortodôntico ativo. A razão exacta para a falha retardada não é clara. As possíveis razões incluem carga excessiva do componente elástico, impacto súbito na cabeça do mini-parafuso durante a mastigação, possível contacto com a superfície radicular e remodelação óssea excessiva ou insuficiente à volta do mini-parafuso, indicando um possível deslocamento do mini-parafuso no osso".

6. Diâmetro do furo piloto

Com o aumento do tamanho do orifício piloto, a estabilidade primária diminui e o implante tem maior probabilidade de fraturar com a diminuição do tamanho do orifício piloto. Os implantes com orifício piloto apresentaram maior mobilidade do que os parafusos auto-roscantes ou sem broca devido ao menor contacto osso-metal.

7. Ângulo de colocação

A colocação a 90° em relação à placa cortical é o ângulo de inserção mais retentivo. A inserção num ângulo oblíquo em relação à linha de força reduz a retenção. Os mini-implantes carregados ao longo do seu eixo longo têm a maior estabilidade e resistência à falha. Quanto mais o eixo longo dos mini-implantes se aproximar da linha de força aplicada, maior será a estabilidade dos mini-implantes e maior será a sua resistência à falha.

8. Higiene oral

A má higiene oral e a inflamação dos tecidos moles peri-implantares são factores de risco para o insucesso secundário. Estes problemas são mais prováveis em mucosa solta (não queratinizada) e, uma vez que a inflamação ocorre, tende a persistir em áreas de mucosa não queratinizada. Por conseguinte, recomenda-se quase sempre que os mini-implantes sejam inseridos através da mucosa aderente. Isto deve minimizar a rutura dos tecidos moles e os efeitos desestabilizadores do tecido peri-implantar móvel.

9. Idade

A estabilidade primária dos mini-implantes em adultos é superior à dos adolescentes. Este facto deve-se à espessura e densidade corticais reduzidas e aos níveis mais elevados de remodelação óssea, que podem comprometer a estabilidade dos mini-implantes. Os mini-implantes ainda são bem sucedidos em adolescentes, mas é aconselhável ter cuidado e manter a força de carga baixa (por exemplo, 50 g) durante as primeiras seis semanas após a inserção.

MEDICAMENTOS NORMALMENTE PRESCRITOS QUE PODEM AFECTAR A ESTABILIDADE DOS TADS

- Anti-inflamatórios não esteróides (AINEs)
- Medicamentos anti-reabsorção óssea
- Inibidores selectivos da recaptação da serotonina (SSRI)
- Inibidores da bomba de protões (IBP)

Anti-inflamatórios não esteróides (AINEs)

Os AINEs inibem a via da prostaglandina sintase. A ciclo-oxigenase (COX) é a enzima limitadora da taxa responsável pela conversão do ácido araquidónico em prostaglandinas.

Existem duas isoformas da enzima: a COX-1, que é expressa de forma constitutiva, e a COX-2, que é induzível. Os estudos em animais demonstram claramente que a inibição da COX-2 irá inibir a osteointegração dos implantes dentários. No entanto, os ensaios clínicos em humanos indicam que os medicamentos que inibem tanto a COX-1 como a COX-2 não afectam a estabilidade dos implantes dentários. Numa meta-análise recente, concluiu-se, portanto, que "há uma falta de consenso na literatura para concluir explicitamente que existe uma relação entre a utilização de AINEs pós-operatórios e a falha na osteointegração; no entanto, a osteointegração não parece ser afetada negativamente pelos AINEs nos estudos clínicos em humanos".

Osso Medicamentos anti-reabsortivos

Os dois principais medicamentos anti-reabsorção são os bisfosfonatos e o anticorpo anti-RANKL. Ambos inibem a atividade dos osteoclastos e têm sido relatados como causadores de um aumento da osteonecrose do maxilar (ONJ).

Os bisfosfonatos são uma classe de medicamentos que inibem a reabsorção óssea, promovendo a morte dos osteoclastos. Podem ser administrados por via oral ou intravenosa. Existem duas classes: não nitrogenados e nitrogenados, cada uma com dois mecanismos de ação diferentes. Os bifosfonatos não azotados são metabolizados na célula em compostos que competem com o trifosfato de adenosina (ATP). Os bisfosfonatos azotados bloqueiam a enzima farnesil difosfato sintase. Os bisfosfonatos são utilizados numa variedade de doenças que causam fragilidade óssea, como a osteoporose, osteíte deformante, osteogénese imperfeita e metástases ósseas em doentes com cancro.

Num estudo recente, demonstrou-se que uma dose de bifosfonato melhorava a estabilidade dos mini-implantes ortodônticos devido ao aumento do osso trabecular que rodeava o implante em cães de caça. Uma revisão sistemática recente também apoiou o facto de o tratamento com bisfosfonatos em doses baixas para a osteoporose aumentar a sobrevivência dos implantes dentários. No entanto, também é evidente que existe um aumento da incidência de ONJ em doentes que estão a tomar bisfosfonatos e que são submetidos a procedimentos dentários.

Na população em geral, a prevalência de ONJ é inferior a 0,001%. Nos doentes com osteoporose, a prevalência de ONJ nos doentes que tomam bifosfonatos orais é de 0-0,04% e nos doentes que recebem bifosfonatos intravenosos é de 0-0,348%. Por último, nos doentes com cancro que tomam bisfosfonatos intravenosos, a prevalência de ONJ é de 0-0,186%.

Em conjunto, as estatísticas sugerem que os mini-implantes ortodônticos devem ser evitados em doentes que tomam bifosfonatos intravenosos, enquanto não é claro se os implantes ortodônticos devem ser colocados em doentes que tomam bifosfonatos orais. Uma das vantagens dos bifosfonatos é o facto de a estabilidade dos implantes ortodônticos aumentar, mas a desvantagem é que a taxa de movimentação dentária é mais lenta e o encerramento do espaço é incompleto nos doentes que tomam bifosfonatos.

O ligando RANK (RANKL) é crucial para a formação e ativação dos osteoclastos, pelo que o seu anticorpo inibe a reabsorção óssea. O denosumab, um anticorpo RANKL, é um medicamento recentemente aprovado para o tratamento da osteoporose.

Foram efectuados poucos estudos sobre o papel do denosumab na estabilidade dos implantes dentários. Os resultados demonstraram que o denosumab melhora a fixação dos parafusos em ossos esponjosos de ratos. No entanto, a incidência de ONJ com denosumab é semelhante à dos doentes que tomam bifosfonatos para o tratamento da osteoporose e mais elevada nos doentes com cancro que tomam bifosfonatos. Este facto torna improvável a utilização generalizada do denosumab para promover a estabilidade dos implantes dentários.

Inibidores selectivos da recaptação da serotonina (SSRI)

Os SSRIs são alguns dos medicamentos mais utilizados para a depressão. Não há relatos de que os SSRIs afectem os implantes ortodônticos. Em 2014, investigadores canadianos descobriram que as pessoas que tomavam este tipo de medicamento tinham cerca de duas vezes mais falhas nos implantes dentários do que as pessoas que não tomavam o medicamento. Resultados semelhantes foram agora encontrados numa série de outros estudos. Foi demonstrado que os SSRIs inibem a cicatrização óssea num modelo de defeito calvarial em ratos e afectam negativamente a cicatrização de fracturas em ossos longos de murinos. No entanto, numa meta-análise recente, foi demonstrado que o uso de SSRI não estava associado a qualquer alteração na densidade mineral óssea em humanos. No seu conjunto, a investigação sugere que o mecanismo de ação dos SSRIs nas falhas dos implantes dentários tem mais a ver com a reparação óssea de lesões do que com defeitos na remodelação óssea para manter a homeostasia, tornando improvável que afecte a estabilidade dos implantes ortodônticos retidos mecanicamente.

Inibidores da bomba de protões (IBP)

Os IBP são normalmente administrados para reduzir a produção de ácido gástrico em pessoas com úlceras gástricas. Estudos recentes demonstraram que as pessoas que tomam IBP têm duas vezes mais probabilidades de falharem os implantes dentários do que as pessoas que não tomam o medicamento. Uma meta-análise recente concluiu que os doentes que tomam IBP têm um risco acrescido de fracturas ósseas. No entanto, continua a ser questionável se estes medicamentos afectam a densidade óssea e o seu mecanismo de ação no osso. Em conjunto, estes estudos sugerem que os doentes que tomam IBP podem ter um risco acrescido de insucesso dos implantes ortodônticos.

Drug	Osseointegration	Mechanical retention
NSAIDS	May have a small effect in decreasing osseointegration	No effect
Bisphosphonates	Increase	Increase
RANKL antibody	Increase	Increase
SSRIs	Decreases	No effect
PPIs	Decreases	Decreases

Tabela 7.2: Os efeitos de vários medicamentos na osteointegração e na retenção mecânica.

LOCAIS DE ANCORAGEM DE IMPLANTES E INDICAÇÕES

Existem três grupos de movimentos dentários para os quais os mini-parafusos podem ser utilizados para reforçar a ancoragem:

- Movimento mesial ou distal dos dentes vestibulares.
- Movimento lingual ou labial dos dentes anteriores.
- Movimento intrusivo vertical de dentes vestibulares ou anteriores.

MOVIMENTO MESIAL OU DISTAL DOS DENTES VESTIBULARES

A. Movimento distal dos primeiros ou segundos molares

Indicações:

- A distalização de molares pode ser indicada quando se utiliza o tratamento ortodôntico para camuflar um padrão esquelético de Classe II, com necessidades moderadas de espaço e protrusão dentoalveolar maxilar.
- Na má oclusão parcialmente edêntula em que o plano de tratamento requer o movimento distal dos restantes dentes vestibulares.

Locais de colocação de implantes:

- O local de eleição para a colocação do parafuso é no osso cortical vestibular entre os primeiros molares e o segundo pré-molar.
- A partir desta posição, o parafuso pode proporcionar uma ancoragem indireta de várias formas, dependendo da má oclusão e dos dentes disponíveis. Pode ser colocada uma ligadura a partir do parafuso para
  - um gancho soldado ou dobrado no fio principal;
  - o dente canino;
  - o primeiro ou segundo dente pré-molar.
- Uma vez fixado o segmento anterior ao primeiro molar, este torna-se a fonte de ancoragem para qualquer mecânica destinada a deslocar

os molares para distal.

Se o segundo molar estiver erupcionado, uma mola helicoidal expansiva pode ser colocada entre o primeiro molar e o segundo molar, **(Figura.8.1a)** ou um arco incorporando uma alça de expansão pode ser usado para distalizar o segundo molar **(Figura.8.1b).** Se o segundo molar não estiver presente, uma mola helicoidal pode ser enfiada no arco entre o segundo pré-molar e o primeiro molar **(Figura.8.1c),** ou como descrito para o segundo molar, um arco de expansão pode ser usado para distalizar o primeiro molar.

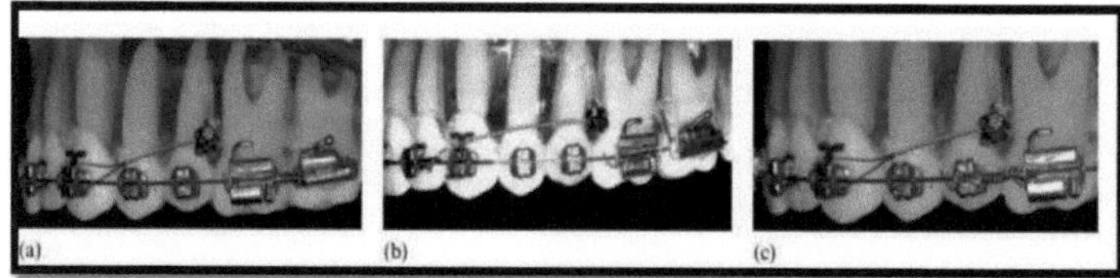

Figura 8.1: a) Implante de mini-parafuso colocado entre o segundo pré-molar e o primeiro molar. A ligação do mini-parafuso ao canino proporciona uma ancoragem indireta. Mola helicoidal colocada entre o primeiro e o segundo molar. (b) Implante de mini-parafuso colocado entre o segundo pré-molar e o primeiro molar. A ligação do mini-parafuso a um gancho circular na arcada proporciona uma ancoragem indireta para uma ansa expansiva que actua no segundo molar. (c) Implante de mini-parafuso colocado entre o segundo pré-molar e o primeiro molar. A ligação do mini-parafuso ao canino proporciona uma ancoragem indireta. Mola helicoidal colocada entre o segundo pré-molar e o primeiro molar.

- Em certos casos, em que o acesso é razoável, pode ser conveniente colocar um parafuso na região retromolar; a partir deste local, pode ser fixado um fio ou uma corrente elastomérica nas faces vestibular e palatina dos dentes molares ou pré-molares relevantes.

Vantagens:

- Proporciona uma ancoragem forte, que pode evitar a perda de ancoragem dos pré-molares e o alargamento dos incisivos durante a distalização dos molares.
- Os mini-parafusos colocados no espaço interradicular bucal maxilar

entre o segundo pré-molar e o primeiro molar num ângulo oblíquo foram úteis para mover os molares superiores distalmente em pacientes que não cresceram, uma vez que o espaço interradicular bucal entre o segundo pré-molar e o primeiro molar é mais largo na região bucal maxilar.

- A retração e a intrusão dos dentes anteriores são melhor acompanhadas com DATs colocados no espaço interradicular bucal maxilar entre o segundo pré-molar e o primeiro molar.
- Numa má oclusão parcialmente edêntula em que o plano de tratamento requer o movimento distal dos restantes dentes vestibulares, um mini-implante retromolar mandibular proporciona uma excelente ancoragem, uma vez que o osso na região retromolar mandibular é denso e proporciona uma boa retenção mecânica para o mini-implante.

Desvantagens:

- O osso na região retro-molar maxilar é geralmente pouco denso e, em alguns casos, pode não proporcionar uma retenção adequada para o mini-implante.
- A não fixação da corrente elastomérica em ambas as superfícies do dente pode resultar na rotação do dente.
- Alguns efeitos secundários indesejáveis, como a inclinação da coroa distal, podem ocorrer.

B. Movimento mesial de pré-molares e molares

Indicações:

Se o espaço tiver de ser fechado ortodonticamente, a protracção molar pode ser uma alternativa à restauração com implantes dentários posteriores ou próteses parciais fixas.

Locais de colocação de implantes:

O parafuso deve ser colocado na cortical óssea vestibular entre os dentes canino e primeiro pré-molar. A tração pode ser aplicada diretamente do parafuso a qualquer um dos dentes vestibulares distais ao parafuso **(Figura 8.2).**

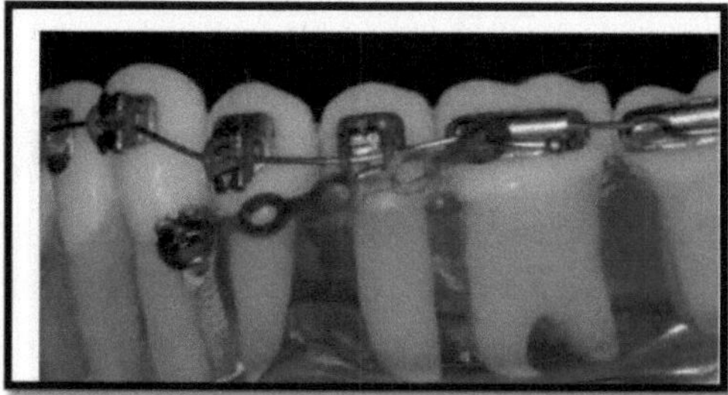

Figura 8.2: Implante mini-parafuso colocado entre o canino mandibular e o primeiro pré-molar.

Corrente elastomérica do mini-parafuso ao molar inferior. Ancoragem direta.

Vantagens:

- Assegura uma reserva óssea adequada.
- Minimiza o risco de perfuração da raiz
- Impede que o auxiliar atravesse a eminência canina.

Desvantagens:

- A protracção de molares através de um rebordo atrófico inclui perda de fixação, dihiscência, mobilidade, anquilose, reabsorção radicular e morbilidade dentária.
- A protracção do molar inferior é um desafio devido à elevada densidade do osso.
- Problemas como a proclinação vestibular ocorrem durante a protracção mandibular com mini-implantes.

MOVIMENTO LINGUAL OU LABIAL DOS DENTES ANTERIORES

A. Movimento lingual (retração) dos dentes anteriores superiores

Indicações:

- Para fechar os espaços após extracções de pré-molares.
- Em casos parcialmente desdentados em que não existem dentes bucais, quer unilateral quer bilateralmente.

Locais de colocação de implantes:

- A melhor posição para o parafuso é no osso cortical vestibular entre as raízes do segundo pré-molar e do primeiro molar.
- Partindo do princípio que existe espaço suficiente para retrair os dentes anteriores, a tração elástica ou por mola pode ser aplicada diretamente do parafuso para um gancho colocado entre o canino e o incisivo lateral num fio de deslizamento livre.

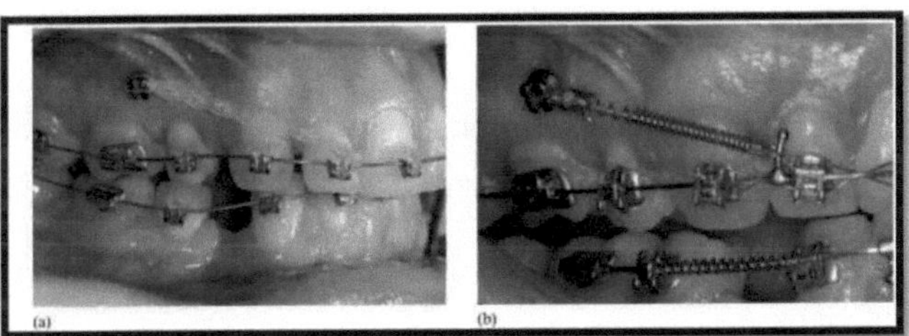

Figura 8.3: (a) Corrente elastomérica do mini-parafuso para o arco. (b) Espaços fechados e overjet reduzido.

- Em casos de desdentados parciais, onde não há dentes vestibulares uni ou bilateralmente, o seio maxilar muitas vezes invade profundamente o rebordo alveolar. Nestes casos, mesmo que seja utilizado um aparelho labial, é preferível colocar o mini-parafuso na cortical palatina, onde o osso é mais espesso e denso.

- O fio elástico pode ser passado do parafuso palatino através dos pontos de contacto entre os dentes incisivos centrais e laterais e atado diretamente ao fio.

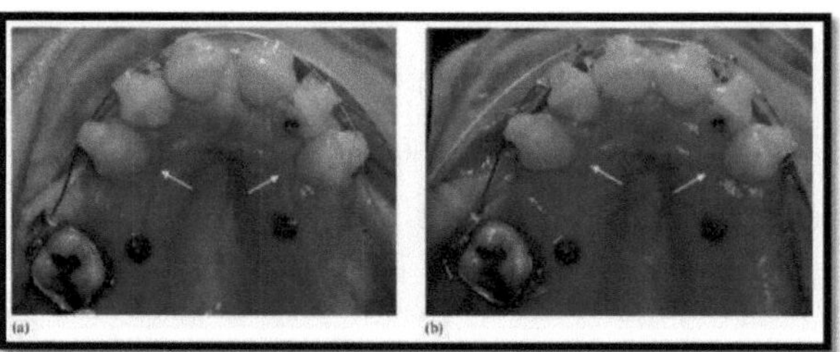

Figura 8.4: (a) Vista palatina de uma dentição parcialmente edêntula com dentes anteriores espaçados e proclinados. Foi colocado um aparelho labial e os implantes mini-parafusos palatinos proporcionaram uma ancoragem direta para a retração dos dentes anteriores utilizando fios elastoméricos (ver setas). (b) Retração anterior concluída e espaços fechados.

Vantagens:

- O encerramento do espaço com TADs colocados entre o primeiro molar superior e o segundo pré-molar proporciona um bom controlo da ancoragem.
- Nos casos parcialmente desdentados, o osso palatino cortical proporciona uma retenção mecânica adequada, uma vez que o osso é mais espesso e mais denso.

Desvantagens:

- O encerramento do espaço pode levar a extrusão e sobremordida.
- A colocação do mini-implante na placa cortical vestibular proporciona uma retenção mecânica inadequada.

B. Movimento labial (proclinação) dos dentes anteriores

Locais de colocação de implantes:

- Com parafusos colocados bilateralmente no osso cortical vestibular entre o canino e o primeiro pré-molar ou segundo pré-molar, pode ser fornecida uma ancoragem indireta ligando os primeiros molares aos parafusos com fio de ligadura.

- Com os segmentos distais estabilizados, as alças de expansão colocadas no arco mesial aos primeiros molares irão, por sua vez, proclinar o segmento anterior.

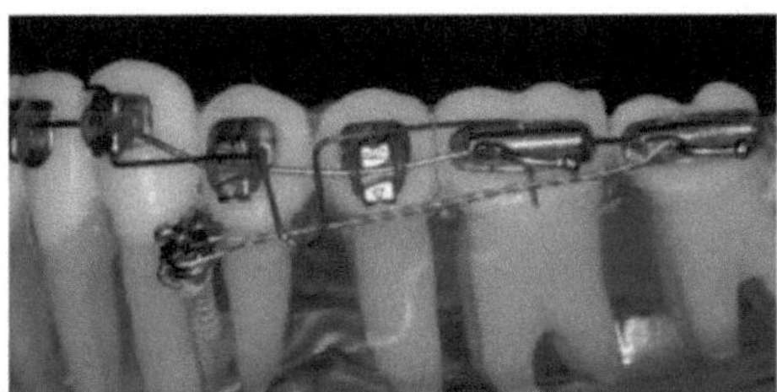

Figura.8.5: Implante de mini-parafuso colocado entre o canino e o pré-molar inferiores. A ligação da ligadura do mini-parafuso ao segundo molar proporciona uma ancoragem indireta para um auxiliar expansivo que actua do primeiro molar ao canino para a proclinação anterior.

MOVIMENTO VERTICAL INTRUSIVO DOS DENTES VESTIBULARES OU ANTERIORES

A. Intrusão de dentes anteriores

- Intrusão de incisivos com mini-implantes unitários

Indicações:

- Casos de mordida profunda com uma grande dimensão vertical para conseguir uma verdadeira intrusão dos incisivos.

- Pacientes com uma distância excessiva entre a incisão e o estomago e um grande espaço labial.

Locais de colocação de implantes:

- Implante colocado abaixo do SNA.
- Implante colocado entre os incisivos centrais.

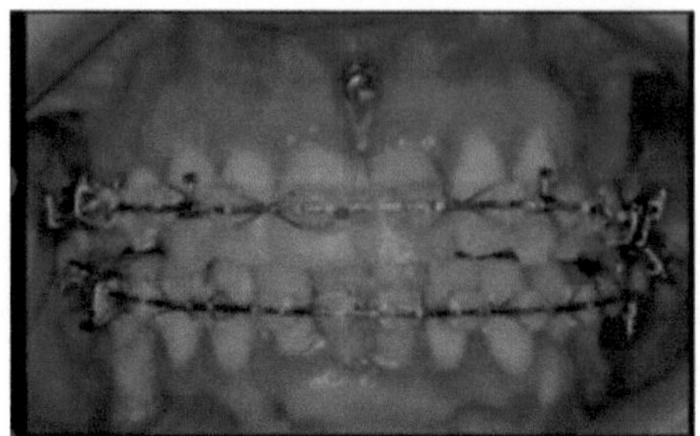

Figura 8.6: Implante colocado entre os incisivos centrais.

Vantagens:

- A verdadeira intrusão é alcançada, o que inclui a obtenção de competência labial, exposição reduzida dos incisivos sem qualquer aumento da altura facial anterior inferior.
- Um único mini-implante colocado abaixo da ENA é uma opção económica e eficiente para o paciente quando comparado com dois mini-implantes para intrusão.
- Também proporciona a vantagem mecânica de contrariar a tendência do incisivo para se inclinar para a língua durante a retração.
- A correção da sobremordida pode ser conseguida com sucesso através de uma combinação de intrusão do incisivo superior e proclinação do incisivo inferior sem rotação do plano mandibular, utilizando um mini-implante.

Desvantagens:

- Ocorre uma pequena quantidade de abaulamento anterior quando apenas um mini-implante foi colocado abaixo do SNA.
- Um mini-parafuso foi colocado no espaço interradicular entre os dois incisivos centrais, sendo esta localização anterior ao RC. Desta forma, a força aplicada produziu menos intrusão mas mais inclinação para vestibular.

- Dois mini-parafusos anteriores para intrusão do incisivo superior

Indicações:

- Sorriso gengival de 3 mm ou mais.
- Aumento da sobremordida

Locais de colocação de implantes:

- Dois mini-implantes devem ser colocados entre os incisivos centrais e laterais ou entre os incisivos laterais e o canino.

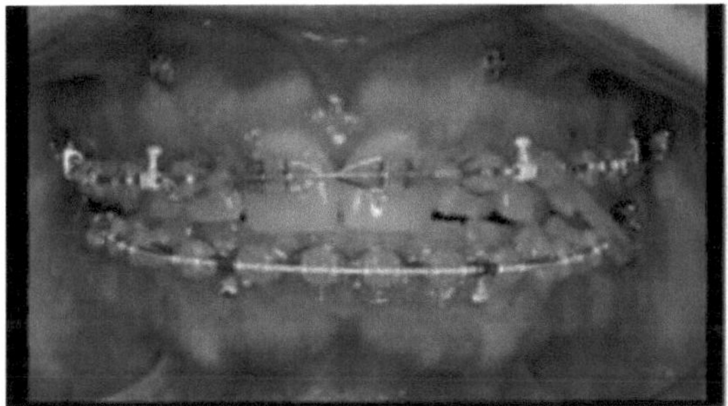

Figura 8.7: Dois mini-implantes colocados entre os incisivos laterais superiores e os caninos.

Vantagens:

- A correção da sobremordida pode ser conseguida com sucesso através de uma combinação de intrusão do incisivo superior e proclinação do incisivo inferior sem rotação do plano mandibular, utilizando um ou dois mini-implantes.

- A intrusão dos incisivos superiores e a correção da sobremordida são maiores nos pacientes tratados com dois mini-implantes.

- A reabsorção radicular é ligeiramente superior a 2 mm, estando positivamente relacionada com a quantidade de intrusão, sem diferenças significativas entre os casos tratados com um ou dois mini-implantes.

- A quantidade de intrusão dos incisivos e a correção da sobremordida é maior no caso de dois mini-implantes.

Desvantagens:

- A reabsorção radicular é maior com a colocação de dois mini-implantes devido à maior extensão da intrusão.

- Dois mini-parafusos foram inseridos entre as raízes dos caninos e incisivos laterais. Desta forma, a força foi aplicada mais posteriormente, mas ainda anterior ao CR, produzindo menos inclinação labial, mas mais intrusão.

B. Intrusão de dentes vestibulares

Indicações:

- A perda de dentes posteriores numa arcada pode levar à sobreerupção dos dentes vestibulares na arcada oposta, pelo que é necessária a intrusão de molares ou pré-molares na arcada oposta.

Locais de colocação de implantes:

- **Para a intrusão do molar superior utilizando um único DAT**, o mini-implante deve ser colocado no dentoalveolo vestibular entre o segundo pré-molar e o primeiro molar na junção mucogengival. Para evitar que a coroa do molar intruso se incline para a vestibular, o clínico pode colocar uma arcada transpalatina com ativação da raiz para a vestibular. A arcada transpalatina deve ser levantada 3 a 5 mm do palato para permitir a pressão da língua em repouso para ajudar na intrusão **(Figura 8.8).**

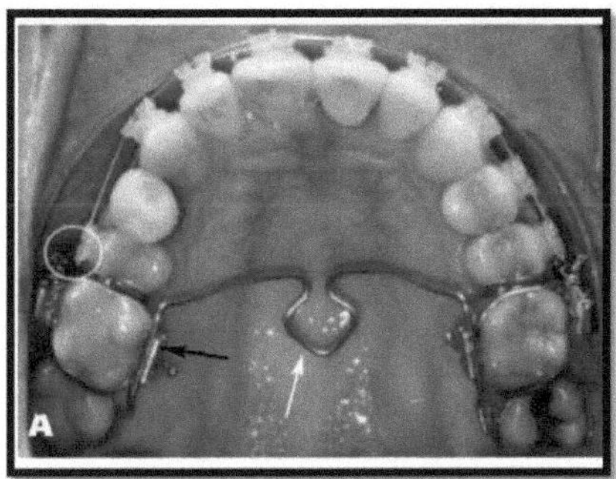

Figura.8.8: Intrusão molar com um único dispositivo de ancoragem temporária (DAT) e uma barra transpalatina. A. Colocação do DAT entre o segundo pré-molar e o primeiro molar (círculo branco). A ativação da raiz vestibular é aplicada à barra transpalatina (seta preta).

- **Para a intrusão do molar superior utilizando dois DAT's,** um mini-implante deve ser colocado na região vestibular entre o primeiro e o segundo molar; o outro na vertente palatina entre o segundo pré-molar e o primeiro molar, imediatamente medial ao nervo palatino maior. Isto permitirá que a corrente elástica ou a bobina de níquel-titânio passe diagonalmente através da mesa oclusal.

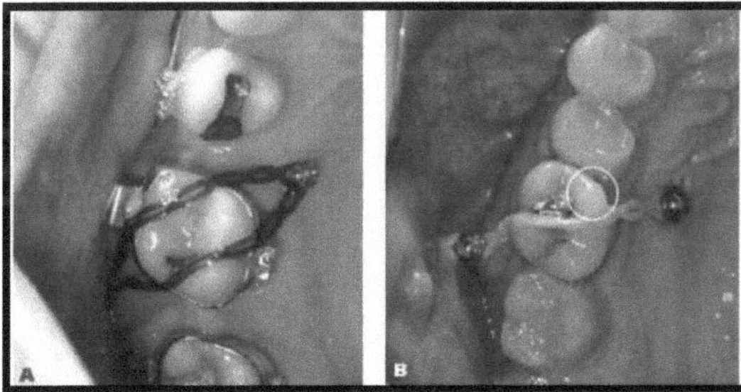

Figura 8.9: Intrusão molar com dois dispositivos de ancoragem temporária (DAT). O DAT vestibular foi colocado entre o primeiro e o segundo molar e o DAT palatino foi colocado entre o segundo pré-molar e o primeiro molar. A colocação do DAT palatino mesialmente ao primeiro molar evita o forame palatino maior e o osso D4. **A.** Desenho cruzado com

corrente elástica. **B.** A torção da corrente elástica e a construção da cúspide com compósito à base de resina (círculo branco) evitam que a corrente escorregue da mesa oclusal durante a mastigação.

- Na ausência de espaço interradicular adequado, os DAT podem ser colocados no palato, quer na região da linha média quer na vertente palatina. Os DAT colocados na região da linha média requerem frequentemente um braço de extensão que se estende até à vertente palatina **(Figura 8.10).**

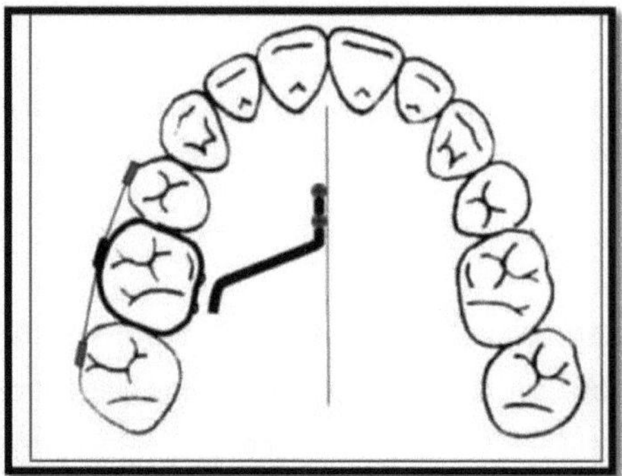

Figura 8.10: Barra de extensão. Os mini-implantes palatinos necessitarão de uma barra de extensão para alcançar a inclinação palatina para a intrusão molar. Frequentemente, são colocados dois dispositivos de ancoragem temporários para evitar a rotação da barra.

Vantagens:

- Um ou dois TAD's intruduzem os molares e pré-molares sobre-erupcionados e constituem uma excelente alternativa aos métodos convencionais.
- A colocação do DAT palatino mesialmente ao primeiro molar evita o forame palatino maior e o osso D4.

Desvantagens:

- Se for colocado apenas um parafuso vestibular, é provável que o molar superior saia para vestibular. É essencial aplicar a força intrusiva simultaneamente nas faces vestibular e palatina do dente.

- Os parafusos não devem ser inseridos horizontalmente, mas sim obliquamente, com um trajeto de inserção vertical em ângulo. Nestas circunstâncias, forças extrusivas demasiado grandes podem contribuir para a falha do parafuso.
- Devem ser colocados dois dispositivos de ancoragem temporários na região pré-mediana para evitar a rotação da barra, caso ocorra uma rotação da barra.

C. Intrusão de molares ou pré-molares com miniplacas

Indicações:

- Correção da mordida aberta esquelética.

Locais de colocação de implantes:

- Uma âncora de miniplaca deve ser colocada adjacente ao dente ou dentes que necessitam de maior intrusão, normalmente o primeiro ou segundo molares no paciente com mordida aberta anterior.
- A última ansa da placa que emerge transmucosalmente através do vestíbulo bucal deve estar diretamente alinhada com o molar ou molares que requerem intrusão máxima.
- Se o primeiro e o segundo molares necessitarem de uma intrusão igual, a ansa da miniplaca deve surgir entre estes dentes.

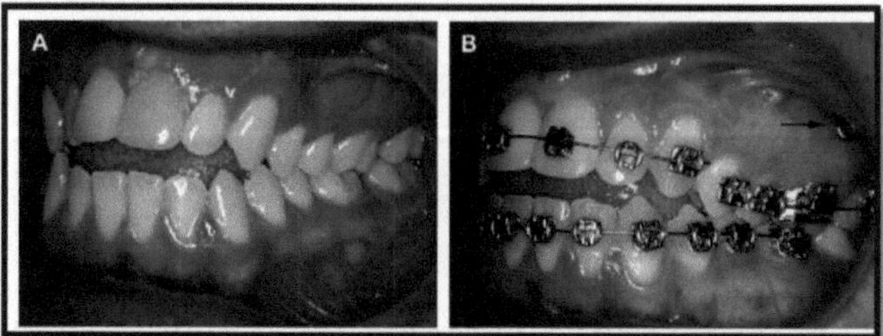

Fig. 8.11: Intrusão de pré-molares ou molares com miniplacas. (A) Mordida aberta pré-tratamento, hipererupção (excesso vertical) na área dos molares. (B) Pré-intrusão com nivelamento ortodôntico segmentar da mordida aberta (vista lateral). Alça da miniplaca no vestíbulo vestibular (seta).

Vantagens:

- As miniplacas proporcionam estabilidade tridimensional porque são fixadas por dois ou mais parafusos.
- A ansa da miniplaca exposta pode ser ligeiramente ajustada após a cirurgia com a dobragem para melhorar o acesso.

Desvantagem:

- As miniplacas têm o inconveniente de requererem mais cirurgia para a sua colocação e remoção do que as outras opções.
- Podem ocorrer reabsorções radiculares ligeiras com a intrusão de mini-placas de ancoragem.

EXPANSÃO PALATINA COM MINIIMPLANTES

Indicações:

- Correção da insuficiência transversal do maxilar em pacientes pré-púberes e esqueleticamente maduros.

Locais de colocação de implantes:

- Expansor de base óssea com microimplantes colocados lateralmente à sutura palatina média.

- Expansor de base óssea com microimplantes colocados na vertente palatina.

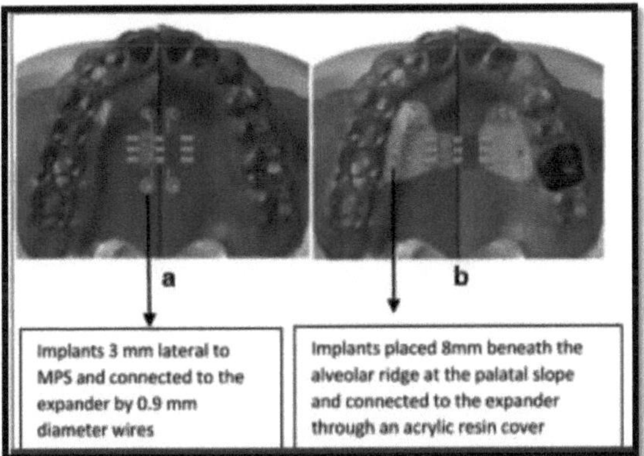

Figura 8.12: a e b mostrando os locais de colocação de implantes para expansão palatina.

Vantagens:

- Maior expansão esquelética transversal, ao mesmo tempo que diminui os efeitos secundários dentários, como a inclinação dentária, a perda óssea alveolar vertical e a flexão alveolar.

- O MARPE (Miniscrew assisted rapid palatal expansion) levou a um aumento significativo a longo prazo do volume nasofaríngeo quando comparado com o RPE.

- O MARPE alargou o leque de tratamentos para tratar doentes esqueleticamente maduros com maior expansão ortopédica, segurança e menos efeitos indesejáveis, com elevadas taxas de sucesso.

Desvantagens:

- A expansão posterior unilateral não é viável na conceção básica do

MARPE.

- Espessura óssea reduzida ou ausente, contra-indica a colocação de MARPE.

- Verifica-se alguma inclinação dentária.

APLICAÇÕES CLÍNICAS DOS TAD's

O advento dos dispositivos de ancoragem provisória (DAT's) tem permitido aos clínicos ortodônticos alcançar soluções clínicas profundas que eram consideradas inconcebíveis com as modalidades de ancoragem tradicionais. Vários tipos de más oclusões complexas podem agora ser tratadas com sucesso usando os DATs. Este capítulo descreve algumas aplicações clínicas contemporâneas dos DATs para o tratamento de vários problemas ortodônticos, como correções nas dimensões anteroposterior, vertical e transversal.

ENCERRAMENTO DO ESPAÇO

O movimento lingual ou a retração dos dentes anteriores estão indicados,

- Para fechar os espaços após extracções de pré-molares.
- Em casos parcialmente edêntulos em que não existem dentes bucais, quer unilateral quer bilateralmente.

A melhor posição para o parafuso é no osso cortical vestibular entre as raízes do segundo pré-molar e do primeiro molar.

Em casos de desdentados parciais, onde não há dentes vestibulares uni ou bilateralmente, o seio maxilar muitas vezes invade profundamente o rebordo alveolar. Nestes casos, mesmo que se utilize um aparelho labial, é preferível colocar o mini-parafuso na cortical palatina, onde o osso é mais espesso e mais denso.

Mecânica de encerramento de espaços com mini-implantes

A extração de pré-molares e a retração de dentes anteriores é geralmente indicada quando existe uma protrusão óbvia dos dentes e há uma forte necessidade estética. Durante a retração dos dentes anteriores numa má oclusão de Classe II unitária completa ou num caso de protrusão dentária bialveolar de Classe I, o controlo da ancoragem assume grande importância, pois a manutenção do segmento posterior no lugar é fundamental. Uma perda na ancoragem dos molares não só compromete a correção da discrepância anterior-posterior, como também afecta a dimensão vertical global da face.

A aplicação de ancoragem suportada por mini-implantes (MI) pode contornar os problemas de ancoragem em tais situações e manter uma relação molar de Classe II ou de Classe I, ao mesmo tempo que se estabelece uma relação canina de Classe I para orientação estética e funcional. Neste artigo, utilizaremos o encerramento do espaço como base para compreender as nuances da biomecânica assistida por MI na prática clínica.

Diferenças mecânicas na retração dos incisivos entre as IMs e as técnicas convencionais:

O uso de MIs para retração de dentes anteriores apresenta uma mudança de paradigma em relação ao método convencional de fechamento de espaço. A mudança é vista não apenas na demanda de ancoragem entre as duas técnicas, mas também na mecânica envolvida no fechamento do espaço. Algumas dessas diferenças são:

1. Quando se utiliza a mecânica convencional, a aplicação de força é normalmente paralela ao plano oclusal e, por isso, é necessário analisar a força apenas num plano. No entanto, como os MIs são normalmente colocados apicalmente ao plano oclusal no osso entre as raízes dos dentes, a força aplicada é sempre num ângulo. (Nota: a localização preferida para a colocação do IM é entre as raízes dos segundos pré-molares e dos primeiros molares, perto da junção mucogengival. Deve-se ter cuidado para que os MIs não sejam inseridos demasiado apicalmente na mucosa móvel, uma vez que isto pode levar ao fracasso do implante devido à inflamação persistente em redor do local do MI). Esta força angulada presta-se a ser dividida em dois componentes pela lei da resolução vetorial. Resolução uma força de retração horizontal (r) e uma força intrusiva vertical (i). A força aplicada com os IM numa tal configuração está também mais próxima do centro de resistência da unidade anterior. Por conseguinte, a MF é significativamente menor em comparação com a gerada na mecânica convencional. Clinicamente, isso se traduz em uma menor tendência de

inclinação dos dentes **(Figura 9.1)**.

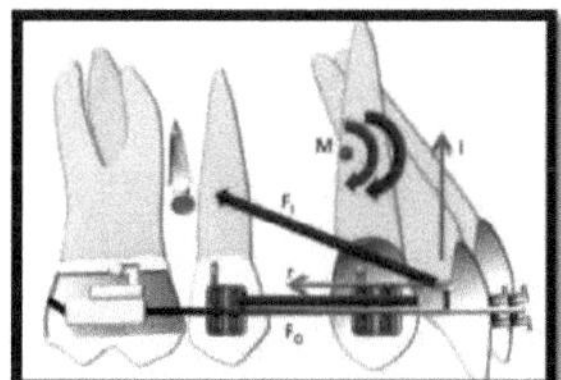

Figura 9.1: Desenho biomecânico do sistema de forças envolvido durante a retração em massa dos dentes anteriores. O vetor de força varia entre a mecânica convencional (FO) e a mecânica baseada em implantes (FI) para o encerramento do espaço. Aqui, F1>r>i, (F=força total, i=componente intrusiva e r=componente de retração). Além disso, o momento criado pelo implante será significativamente menor do que o criado pela mecânica convencional (a aplicação de força com implantes é mais próxima do centro de resistência e M=F X distância ao centro de resistência). Nota: com a abordagem convencional, não há geração de força intrusiva.

2. Na mecânica convencional, o segmento posterior serve normalmente como unidade passiva (unidade de ancoragem), enquanto os dentes anteriores são a unidade ativa. O sistema de forças é, portanto, expresso de forma diferente na unidade ativa e na unidade de ancoragem ou passiva dentro da mesma arcada. Em contraste, quando os MIs são incorporados como a terceira contraparte, é possível um movimento preciso dos segmentos anterior e posterior. O planeamento exato da quantidade de movimento dentário desejado é, portanto, um pré-requisito antes do início do tratamento ativo.

3. A observação clínica da quantidade de inclinação dependerá da quantidade de fecho do espaço. Uma maior quantidade de fechamento de espaço produzirá maiores graus de efeitos colaterais ou, neste caso, de inclinação. Com as técnicas convencionais, parte do espaço é ocupado pela mesialização dos molares. Pesquisas anteriores mostraram que, em contraste com a ancoragem suportada por MI, os métodos convencionais mostram 2 a 3 mm de perda de ancoragem num caso típico de extração. Assim, os dentes anteriores durante o fecho do espaço com MIs estão

automaticamente predispostos a mais inclinação e "dumping", uma vez que têm de ser distalizados a uma distância maior para fechar o espaço de extração **(Figura 9.2)**. Por conseguinte, podem ser necessários maiores graus de controlo do torque para o encerramento do espaço utilizando a ancoragem esquelética. Essas e outras diferenças têm levado a uma evolução gradual da mecânica baseada em implantes na Ortodontia.

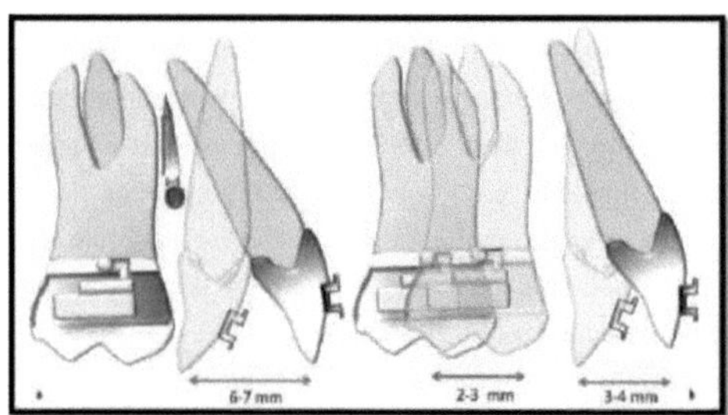

Figura 9.2: Ilustração de dentes anteriores que têm de ser distalizados numa distância maior (a) estarão automaticamente predispostos a maiores graus de inclinação do que aqueles que requerem menos distalização (b) (Nota: o molar representa o segmento posterior enquanto o incisivo representa os dentes anteriores).

Modelo básico para o encerramento de espaços

Na retração de incisivos, o objetivo é aplicar uma força entre o incisivo e o segmento posterior para fechar o espaço que existe entre eles. Essa força é aplicada, geralmente, sobre o braquete fixado na coroa dos dentes, sendo oclusal e vestibular ao Centro de Resistência das unidades que sofrem a força. Isso gera momentos (momento causado pela força, ou MF, como descrito anteriormente), que causam inclinação e rotação dos dentes na direção da força aplicada.

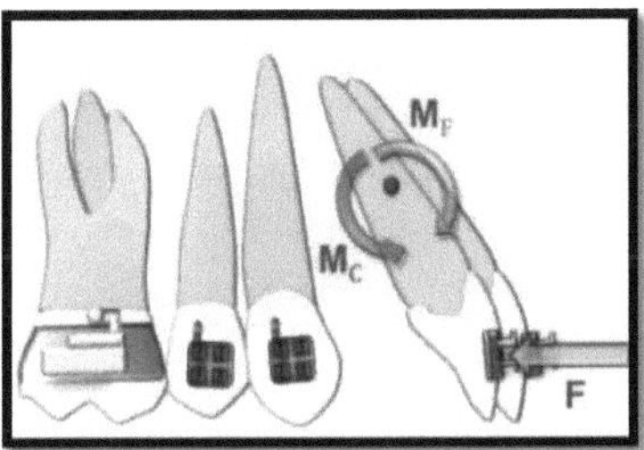

Figura 9.3: Mecânica básica do movimento dentário. Aqui, F=força de retração, MF=momento devido à força, MC=momento de contrabalanço.

Aqui, é fácil ver que, pelo simples controlo do MF, é possível obter diferentes tipos de movimentos dentários (por exemplo, inclinação, translação, etc.). Mas como podemos manipular a MF? Em todo o espetro ortodôntico, existem apenas duas vias mecânicas amplas para se conseguir isso:

- Alterar a linha de aplicação da força (ou reduzir a magnitude da MF)
- Contrabalançar o MF (adicionar outro momento na direção oposta).

Consideremos estas opções:

***1.* Alterar a linha de aplicação da força**

Uma forma simples de o conseguir é aplicar a força mais perto do CRES (Centro de Resistência) dos dentes anteriores. Um acessório rígido, muitas vezes chamado de braço de força, pode ser fixado ao braquete na coroa do dente ou no próprio fio. A força pode então ser aplicada a este braço de potência.

Desta forma, a linha de força é deslocada para um local diferente, alterando assim a sua distância em relação ao CRES. Isso também causa uma mudança no momento da força. Por exemplo, se o braço de força puder ser feito longo e rígido para se estender até a CRES do dente, o braço de momento (MF) pode ser totalmente eliminado, pois a força aplicada passará pela CRES (momento = força aplicada × distância da CRES).

Com base em cálculos teóricos, experiências in vitro e in vivo, e com alguns pressupostos, chegámos a um modelo que descreve vários tipos de movimento dentário, dependendo da linha de aplicação da força e da localização do CROT (Centro de Rotação) do dente como eixo de rotação. A **figura 9.4** mostra o CROT para cada nível de força. Esse modelo só se aplica aos incisivos superiores e mede apenas o movimento inicial do dente.

Esta abordagem é mais fácil de executar com a ancoragem esquelética porque os MIs são normalmente colocados entre as raízes do molar e do pré-molar. Aqui, a altura do braço de força e do MI pode ser variada, dependendo da linha de força necessária. Funciona bem tanto para grandes segmentos de dentes como para dentes individuais. No entanto, para movimentos que requerem um maior grau de controlo, como a translação ou o movimento radicular, este método apresenta alguns problemas. Os braços "longos" podem ser uma fonte de irritação para o paciente, por se estenderem para o alto do vestíbulo e/ou por colidirem com a gengiva e as bochechas. Além disso, os braços por vezes não são suficientemente rígidos e podem sofrer algum grau de flexão sob a força aplicada. Por conseguinte, a retração dos incisivos é muitas vezes realizada sem a utilização de um power arm. No entanto, sem o braço de potência, a capacidade de reduzir o MF também se perde.

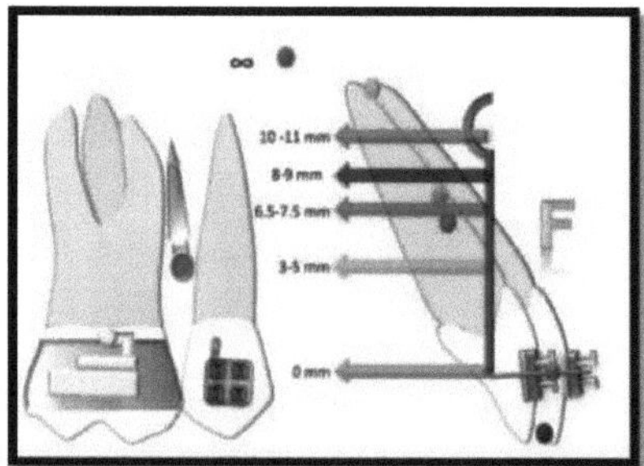

Figura 9.4: Ilustração de como a alteração da linha de aplicação de força pode alterar o centro de rotação e/ou o tipo de movimento dentário, Laranja: Inclinação não controlada, Azul: Inclinação controlada, Rosa: Translação, Roxo: Movimento da raiz, Verde: Movimento da raiz com a coroa a deslocar-se para a frente. (Ponto vermelho: centro de resistência, outros pontos: centro das rotações correspondentes à linha de força).

2. Contrabalançar o MF (Mecânica de deslizamento com mini-implantes)

Estamos bem cientes do facto de que o encerramento do espaço é um processo dinâmico, e que as coisas mudam à medida que os dentes se movem. A investigação considerável nesta área proporcionou-nos uma representação mais detalhada do movimento dos incisivos e do seu efeito em toda a dentição. Com base nas provas recolhidas a partir deste conjunto de investigação, refinámos ainda mais o modelo mecânico da retração dos incisivos com MIs. Essencialmente, a retração dos incisivos pode ser dividida em quatro fases.

Fase I. Esta é a iniciação da retração dos incisivos. Uma única força (F) é aplicada em uma direção para cima e para trás/distal. Essa força produz um momento (MF) atuando na CRES do segmento incisivo, fazendo com que ele se incline enquanto está sendo distalizado. Uma vez que existe algum grau de folga entre o fio e o slot do braquete nesta fase, o dente é livre para inclinar na direção mesiodistal de uma forma descontrolada, criando uma CROT ligeiramente apical à CRES. Isso também pode ser chamado de estado instável de retração dos incisivos, caracterizado por uma inclinação descontrolada. Aqui, é fácil perceber que quanto maior a folga, maior será a inclinação, ou seja, quanto menor o tamanho do fio, maior será a inclinação.

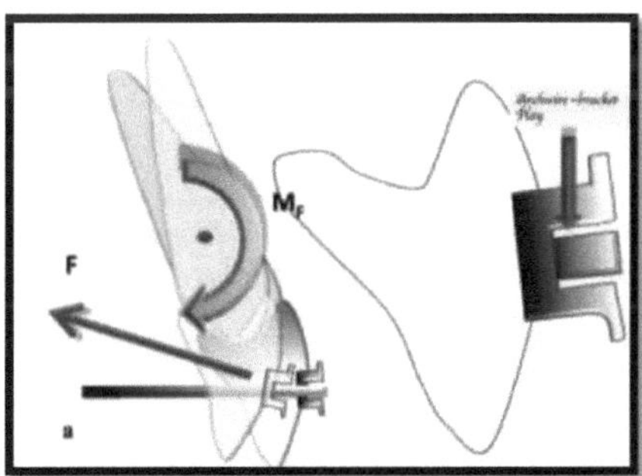

Figura 9.5: Mecânica da retração de incisivos com mini-implantes (ponto vermelho: centro

de rotação). (A) Fase I (o estado instável / inclinação descontrolada). A folga entre o fio e o braquete permite a inclinação descontrolada do incisivo. Nota; devido à folga, não há geração de MC (momento causado por um par).

Fase II. O incisivo está agora inclinado até o ponto em que a folga (ou jogo) entre o slot do braquete e o fio é eliminada. **A Figura 9.6** mostra os incisivos um pouco mais tarde em relação à **Figura 9.5**. Existe agora o contacto entre o arco e a ranhura do braquete. Este contacto de dois pontos pelo arco cria um momento na direção oposta de MF, resultando numa menor inclinação dos incisivos quando comparado com a fase I. Este é o 'momento de contrabalanço' ou 'momento devido a um par' (MC). À medida que o fio se deflecte mais, MC continua a aumentar (Forçar uma deflexão, como veremos mais tarde) e o CROT move-se apicalmente, criando uma inclinação controlada dos incisivos. Isto também pode ser chamado de "estado estável" da retração dos incisivos. A partir deste ponto, o movimento dos dentes dependerá da natureza da força de retração, ou seja, uma força contínua e constante ou uma força que diminui com o tempo.

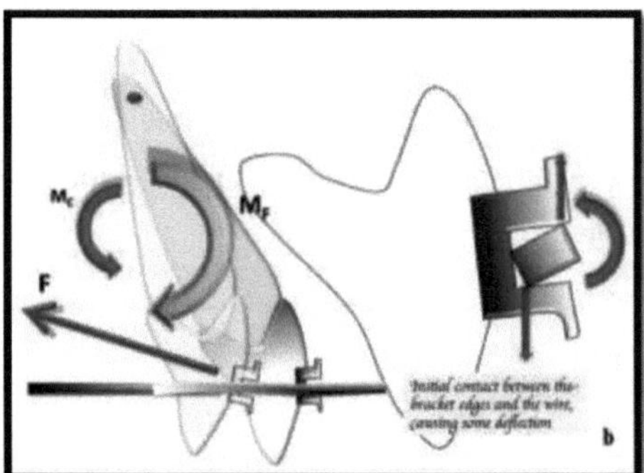

Figura 9.6: A folga entre o fio e o braquete não existe mais. Há sinais de contacto inicial entre o fio e as margens do braquete, dando origem a MC. No entanto, ainda MF >> MC.

Fase III (força decrescente)- Para que o fecho do espaço entre nesta fase, deve assumir-se que a força motriz distal está a sofrer uma diminuição constante através do processo de retração. Esta situação é frequentemente observada com uma cadeia elastomérica ou com tirantes activos. À medida que a força diminui, o MF também diminui; no entanto, devido ao braquete angulado e à flexão local do fio, o MC permanece constante. Portanto, aqui MC >> MF. O resultado é a restauração da inclinação axial dos incisivos (verticalização ou correção radicular). Isso pode ser chamado de fase restauradora da retração dos incisivos e pode ser clinicamente referido como o torque de terceira ordem dos incisivos. Com a reativação da cadeia elastomérica, o processo recomeça a partir da Fase I.

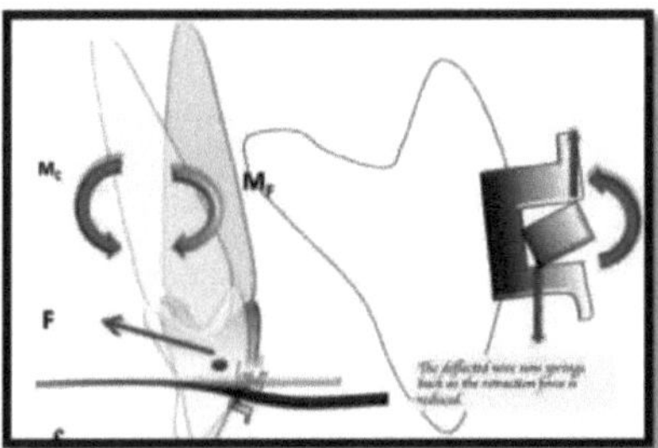

Figura 9.7: Mostrando uma diminuição nos níveis de força causando uma diminuição em MF. Aqui MF << MC. Note-se que o fio deflectido volta a saltar à medida que a força de retração é reduzida, provocando uma redução do momento.

Fase IV (força contínua ou força pesada) - A retração dos incisivos entra nesta fase se a força de retração for constante ou pesada para começar. Exemplos podem ser: molas helicoidais fechadas de níquel-titânio, corrente elastomérica pesada, etc. Aqui, por causa da força de retração pesada, MF é sempre >> MC, portanto há flexão anterior ou deflexão do arco e a inclinação dos incisivos continua. Clinicamente, os incisivos podem aparecer como "despejados" ou retroinclinados (perda de torque) com mordida profunda e, por vezes, acompanhados de uma mordida aberta lateral com os molares inclinados para a frente devido a uma deformação semelhante do fio. Esta deformação é acompanhada por um aumento do atrito e/ou da ligação na interface fio-braquete, tornando o movimento dentário lento. (Nota: É importante mencionar aqui que, em qualquer altura, se MC= MF, os incisivos poderiam teoricamente sofrer uma translação. Mas isso quase nunca acontece, pois é muito difícil manter esse equilíbrio entre os momentos por qualquer período de tempo mensurável).

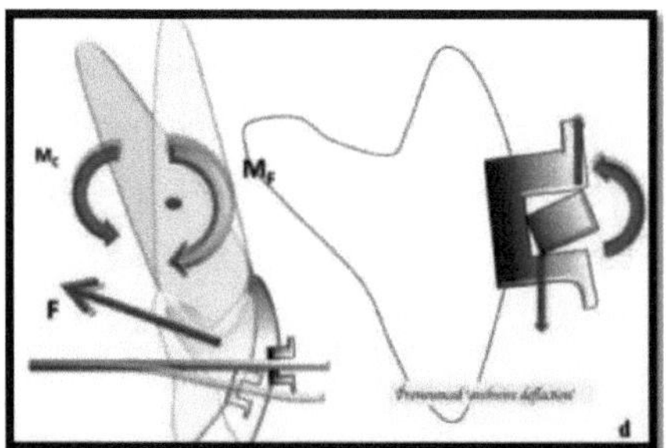

Figura 9.8: Deflexão permanente do fio devido à força contínua/pesada, tornando o MC ineficaz na criação de qualquer correção radicular. Aqui, novamente MF>>MC.

Sequela da Fase IV: Efeito de distalização da retração assistida por mini-implantes

Tem sido amplamente relatado que a retração de incisivos assistida por M ¡ tem o potencial de distalizar toda a arcada em massa. Isso pode ocorrer principalmente em duas situações que não são necessariamente mutuamente exclusivas. No final da fase IV, como vimos na secção anterior, há um aumento da ligação e bloqueio do fio ao bracket. Isso faz com que a força de retração para cima e para trás seja transmitida para o segmento posterior através do arco. Quanto mais rígido e espesso for o arco, mais pronunciado será esse efeito.

Um efeito semelhante também é observado quando o espaço entre os dentes anteriores e posteriores é completamente fechado, mas a força de retração é continuada para fechar os espaços anteriores residuais. Isso resulta na transmissão da força total para os segmentos posteriores através dos contactos interdentários, produzindo uma força distal e intrusiva nos dentes posteriores e um momento (M) em toda a arcada. Essa mecânica tem sido frequentemente utilizada para corrigir as relações molares de Classe II sem extrações.

A distalização com MIs também ajuda no controle eficiente da dimensão vertical, evitando a extrusão dos molares, mantendo assim o ângulo do plano mandibular e, em algumas situações, resultando até mesmo na intrusão dos dentes posteriores e consequente rotação para cima e para frente do plano mandibular. Um fio de 0,016 × 0,022 polegada quadrada apresentará mais inclinação do que um fio de 019 × 025 polegada quadrada.

Factores mecânicos que afectam a retração dos incisivos

A partir da discussão anterior, fica evidente que a folga entre o fio e o braquete é um fator muito importante na determinação do tipo de movimento dentário anterior na mecânica de deslizamento. Quanto maior o grau de folga entre o fio e o braquete, maior será a inclinação, pois os braquetes dos incisivos podem girar nesse espaço, fazendo com que as raízes se movimentem para vestibular. Por outras palavras, os incisivos serão submetidos a um fecho prolongado do espaço da fase I.

Outro aspeto mecânico importante a ser considerado é a rigidez flexural do fio, que é crítica na regulação da deformação do fio. A rigidez flexural (D) é denotada por EI, onde E é o módulo de Young do material do fio, e I é o momento de inércia da área da secção transversal. Uma vez que a inclinação dos incisivos tenha ocorrido e não haja folga no braquete, a rigidez flexural do fio ou a deformação do fio sob a carga aplicada (força de retração) determinará, em grande parte, o tipo de movimento dentário. Se o fio sofrer deformação elástica, os incisivos continuarão a inclinar-se, apesar da folga "zero" entre o fio e o braquete. A quantidade de deformação do fio pode ser estimada dependendo da rigidez flexural do fio e da força líquida atuando nos incisivos. Como regra geral, os fios de menor tamanho e menos rígidos mostram maior flexão quando sujeitos a forças de retração.

Por isso, é aconselhável efetuar o encerramento de espaços "en-masse" com fios rígidos de aço inoxidável em oposição aos fios mais flexíveis à base de níquel-titânio.

Os factores mecânicos explicados na secção anterior podem ser elegantemente descritos por uma equação da mecânica das vigas.

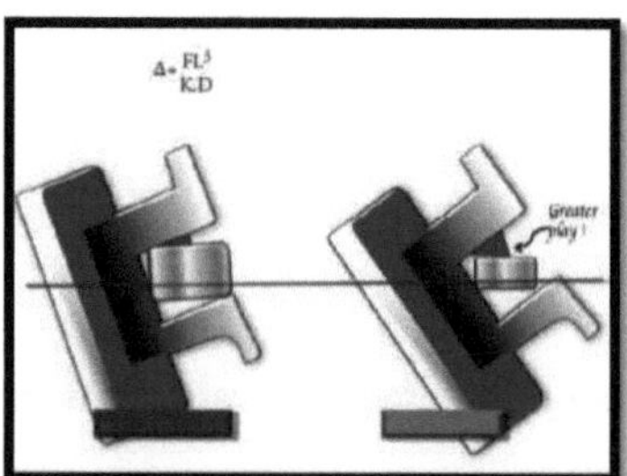

Figura 9.9: A quantidade de folga entre o braquete e o arco depende do tamanho do arco.

Wire size (inches)	Amount of play (°)
0.016 × 0.022	16–18
0.017 × 0.025	12–14
0.019 × 0.025	6–8
0.021 × 0.025	2–3

Tabela 9.1: Ângulo de folga (play) entre o arco e o braquete para vários arcos quando colocados num slot de braquete de 0.022X0.028 polegadas.

A perda de ancoragem posterior durante o encerramento do espaço de extração pode exacerbar a curva de Spee e aprofundar a mordida. Os mini-implantes proporcionam uma ancoragem esquelética fiável para a retração anterior em qualquer arcada, quer se trate de um único dente de cada vez ou em massa.

As mecânicas de deslizamento para retração em massa dos dentes anteriores tornaram-se mais comuns com o aumento do uso dos aparelhos pré-ajustados. A ponta embutida nos braquetes anteriores tende a inclinar os dentes anteriores para frente durante o nivelamento inicial, comprometendo a ancoragem. As tentativas de retrair os seis dentes anteriores simultaneamente resultam em problemas de perda de ancoragem. Se existissem dispositivos aceitáveis, seria razoável retrair os seis dentes anteriores simultaneamente numa única etapa em vez de duas. Quando são usados implantes microscrew, os clínicos podem retrair seis dentes anteriores sem perda de ancoragem, mesmo com o uso de aparelhos pré-ajustados.

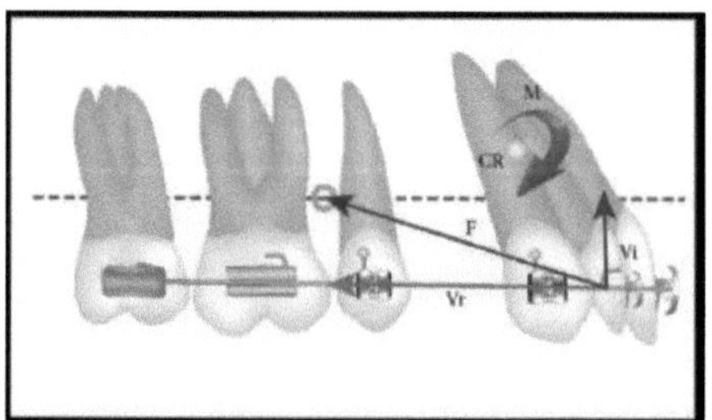

Figura 9.10: Representação esquemática das forças produzidas pela mecânica de deslizamento associada aos mini-implantes: F = força produzida pelos tiebacks activos; Vr = vetor de retração horizontal; Vi = vetor de intrusão vertical; M = momento de inclinação vestibulolingual dos incisivos, sendo que F se situa abaixo do centro de resistência (CR) dos dentes anteriores.

Os melhores locais para a retração em massa dos dentes anteriores são o espaço interradicular entre os segundos pré-molares e os primeiros molares. As cabeças dos parafusos podem estar situadas na linha mucogengival ou acima dela, dependendo da linha de ação desejada. Se forem necessárias forças intrusivas e distalizadoras, o mini-parafuso deve ser posicionado acima da linha mucogengival. No entanto, se o movimento primário for um vetor distalizante, o mini-implante deve ser colocado na linha mucogengival.

INTRUSÃO DE DENTES ANTERIORES

a) Intrusão de incisivos com mini-implantes unitários

Indicações:

- Casos de mordida profunda com uma grande dimensão vertical para conseguir uma verdadeira intrusão dos incisivos.
- Pacientes com uma distância excessiva entre a incisão e o estomago e um grande espaço labial.

Locais de colocação de implantes:

- Implante colocado abaixo do SNA.

- Implante colocado entre os incisivos centrais.

Vantagens:

- A verdadeira intrusão é alcançada, o que inclui a obtenção de competência labial, exposição reduzida dos incisivos sem qualquer aumento da altura facial anterior inferior.
- Um único mini-implante colocado abaixo da ENA é uma opção económica e eficiente para o paciente quando comparado com dois mini-implantes para intrusão.
- Também proporciona a vantagem mecânica de contrariar a tendência do incisivo para se inclinar para a língua durante a retração.
- A correção da sobremordida pode ser conseguida com sucesso através de uma combinação de intrusão do incisivo superior e proclinação do incisivo inferior sem rotação do plano mandibular, utilizando um mini-implante.

Desvantagens:

- Ocorre uma pequena quantidade de abaulamento anterior quando apenas um mini-implante foi colocado abaixo do SNA.

b) Dois mini-parafusos anteriores para intrusão do incisivo superior

Indicações:

- Sorriso gengival de 3 mm ou mais.
- Aumento da sobremordida

Locais de colocação de implantes:

- Dois mini-implantes devem ser colocados entre os incisivos centrais e laterais ou entre os incisivos laterais e o canino.

Vantagens:

- A correção da sobremordida pode ser conseguida com sucesso através de uma combinação de intrusão do incisivo superior e proclinação do incisivo inferior sem rotação do plano mandibular, utilizando um ou dois mini-implantes.

- A intrusão dos incisivos superiores e a correção da sobremordida são maiores nos pacientes tratados com dois mini-implantes.
- A reabsorção radicular é ligeiramente superior a 2 mm, estando positivamente relacionada com a quantidade de intrusão, sem diferenças significativas entre os casos tratados com um ou dois mini-implantes.
- A quantidade de intrusão dos incisivos e a correção da sobremordida é maior no caso de dois mini-implantes.

Desvantagens:

- A reabsorção radicular é maior com a colocação de dois mini-implantes devido à maior extensão da intrusão.

Biomecânica

Os pacientes que apresentam mordidas moderadas a profundas requerem a intrusão pura dos dentes anteriores para nivelar o plano oclusal. A menos que a mordida profunda seja tão extrema que seja necessária uma ancoragem absoluta, pode ser desaconselhável colocar mini-implantes simultaneamente em ambas as arcadas em pacientes jovens. Nesses casos, os mini-implantes podem ser usados para reforçar a mecânica ortodôntica convencional.

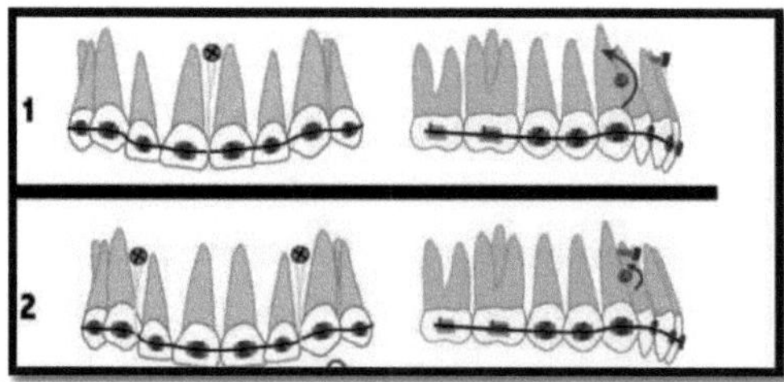

Figura 9.11: Ilustrações da mecânica utilizada para a intrusão do incisivo superior em 1. (um mini-parafuso) e 2. (dois mini-parafusos).

A correção da sobremordida foi conseguida através da intrusão dos incisivos superiores e da inclinação dos incisivos inferiores, mas sem rotação da mandíbula no sentido contrário ao dos ponteiros do relógio. O RC dos seis dentes anteriores é estimado como estando a meio caminho entre o RC dos quatro incisivos e do canino.

Uma ligeira força distal foi aplicada por uma cadeia em E ao segmento anterior para alterar a direção da força intrusiva, de modo a que a verdadeira intrusão dos dentes anteriores pudesse ser alcançada no seu longo eixo.

Em **1**, um mini-parafuso foi colocado no espaço interradicular entre os dois incisivos centrais, sendo este local anterior ao RC. Dessa forma, a força aplicada produziu menor intrusão, mas maior inclinação para vestibular. Em **2**, dois mini-implantes foram inseridos entre as raízes dos caninos e incisivos laterais. Dessa forma, a força foi aplicada mais posteriormente, mas ainda anterior ao CR, produzindo menos inclinação vestibular, mas mais intrusão. Para evitar a inclinação dos incisivos superiores para vestibular durante a intrusão, as extremidades do fio devem ser apertadas para trás.

Deve-se ressaltar que, em **2,** a força total aplicada pelos mini-implantes foi maior do que a aplicada em **1** (180 g e 90 g, respetivamente), o que poderia alterar a velocidade do movimento e a quantidade de reabsorção radicular. A reabsorção radicular é maior com a colocação de dois mini-implantes, devido à maior extensão da intrusão.

Ishihara (2013) utilizou implantes indiretamente e tratou com sucesso incisivos mandibulares sobreerupcionados num paciente adulto com uma má oclusão de Classe II Divisão 1, uma sobremordida profunda e uma curva mandibular excessiva de Spee, utilizando ancoragem de mini-implantes e fios segmentados. Um mini-implante de 9 mm x 1,5 mm de diâmetro colocado no local de extração do primeiro pré-molar inferior. Após a colocação do parafuso, foi instalado um fio utilitário de 0,016 x 0,022 polegadas (Blue Elgiloy; Rocky Mountain Morita, Tóquio, Japão) e ligado aos mini-implantes mandibulares antes da intrusão em massa dos dentes anteriores mandibulares **(Figura 9.12).** Correntes elásticas foram amarradas entre o arco de utilidade e o segmento anterior do arco seccional. Foi aplicada uma força intrusiva contínua de 50g. Oito meses após a intrusão dos dentes anteriores da mandíbula, os miniparafusos foram removidos e um fio contínuo de beta-titânio de 0,016" x 0,022", com curva de Spee reversa, foi colocado na arcada mandibular. Após o nivelamento e alinhamento da arcada mandibular, foram instalados arcos de aço inoxidável 0,017 x 0,025" para retração dos dentes anteriores. Em seguida, os fios de aço inoxidável foram posicionados para coordenar as duas arcadas.

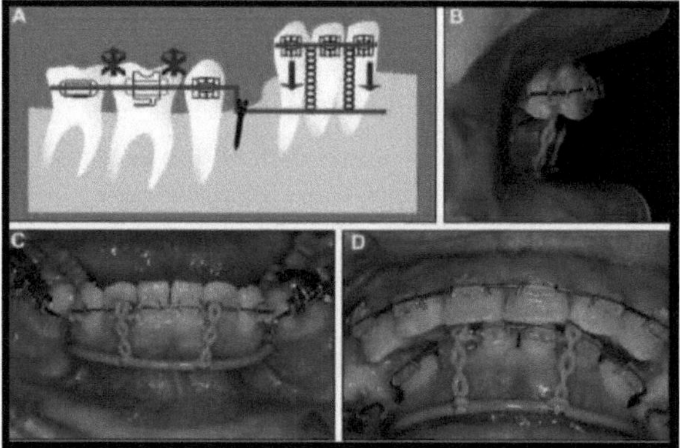

Figura 9.12: A, Ilustrações esquemáticas da utilização indireta da ancoragem de mini-implantes para intrusão de incisivos mandibulares sobreerupcionados; B-D, fotografias intra-orais tiradas durante a intrusão dos incisivos mandibulares.

CORRECÇÃO DO PLANO OCLUSAL INCLINADO

Os casos assimétricos podem ser considerados um grande desafio para os ortodontistas, devido à mecânica complexa e à estabilidade incerta do tratamento. O acantonamento do plano oclusal é uma das assimetrias que normalmente causam uma complexidade adicional no tratamento.

Durante o tempo que antecedeu o advento da ancoragem esquelética, o canting do plano oclusal era normalmente tratado com mecânicas complexas, utilizando elásticos, dobras assimétricas nos arcos, blocos de mordida, aparelhos extrabucais de tração alta ou cirurgia ortognática, nos casos de desvios severos. Recentemente, os mini-implantes e as miniplacas têm sido utilizados como boas opções para a correção dos desvios do plano oclusal, tanto na vista frontal como na lateral. Os mini-implantes são uma boa opção em desvios leves a moderados, enquanto as miniplacas são consideradas uma boa opção quando são diagnosticados desvios maiores ou quando um grupo de dentes tem de ser movido em direcções diferentes ao mesmo tempo.

Quando a ancoragem esquelética é indicada, um diagnóstico é essencial para determinar onde inserir o dispositivo de ancoragem temporário e qual parte deve ser intruída ou extrudada para eliminar o canting. Além disso, devem ser abordados vários pormenores na mecânica para controlar os efeitos secundários, evitando resultados inesperados no final do tratamento.

O mini-implante deve ser implantado nas áreas gengivais anexas o mais próximo possível da junção mucogengival para permitir espaço suficiente para a intrusão dos dentes.

Biomecânica:

Quando a mecânica é realizada apenas na face vestibular, ocorre a vestibularização dos dentes intruídos, devido à distância do ponto onde a força é aplicada e o centro de resistência do grupo de dentes, criando um momento de força e deslocando as coroas para vestibular. A tendência à mordida cruzada é comumente observada no lado oposto, devido à rotação do plano oclusal, deslocando as coroas para lingual nesse lado. Uma alternativa para evitar esses efeitos indesejáveis na região posterior da arcada superior é a utilização de uma barra transpalatina removível (BTP).

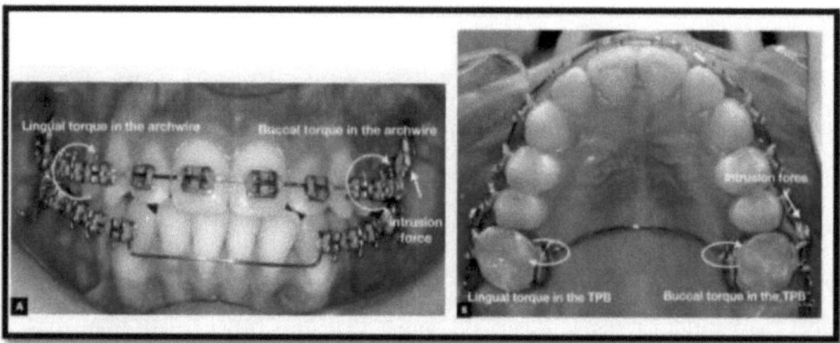

Figura 9.13: Esquema de controlo dos efeitos colaterais durante a mecânica de correção de um plano oclusal inclinado com ancoragem esquelética: A) Controlo de torque no fio durante a intrusão no lado esquerdo da arcada superior, B) Controlo de torque auxiliar através da barra transpalatina (TPB).

Elásticos verticais intermaxilares

A realização simultânea de intrusão e extrusão não é recomendada, devido à impossibilidade de estabelecer a mesma força para ambos os movimentos. Após a intrusão na arcada superior ou inferior, deve-se realizar a extrusão na arcada oposta. Primeiramente, a região intruída deve ser estabilizada com ligadura metálica conectada a um mini-implante ou a uma miniplaca e ligada aos dentes ou diretamente ao fio. Posteriormente, a forma mais comum de extrusão é o uso de elásticos verticais conectando os dentes intruídos à arcada oposta ou conectando o dispositivo de ancoragem esquelética ao lado oposto. Semelhante na intrusão, os efeitos colaterais estão constantemente presentes na extrusão com elásticos, mostrando uma tendência para o movimento lingual da coroa, que deve ser evitado com o mesmo fio retangular de aço inoxidável 0,019 × 0,025". Um torque radicular lingual deve estar no lado da extrusão, evitando a inclinação lingual das coroas e o torque radicular vestibular no lado oposto, e evitando a tendência à mordida cruzada no outro.

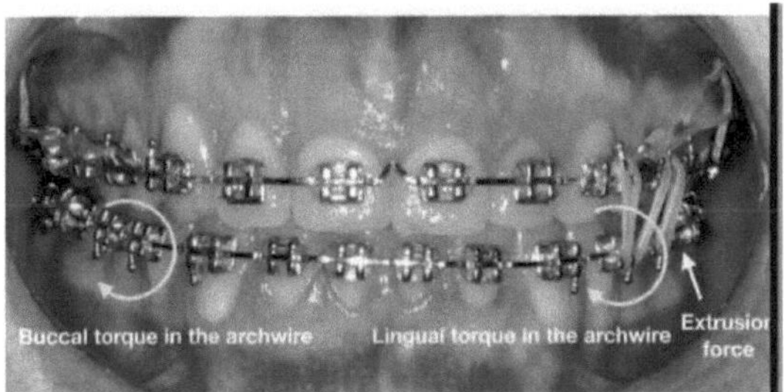

Figura 9.14: Controlo do binário na arcada inferior durante a mecânica de extrusão com elásticos intermaxilares.

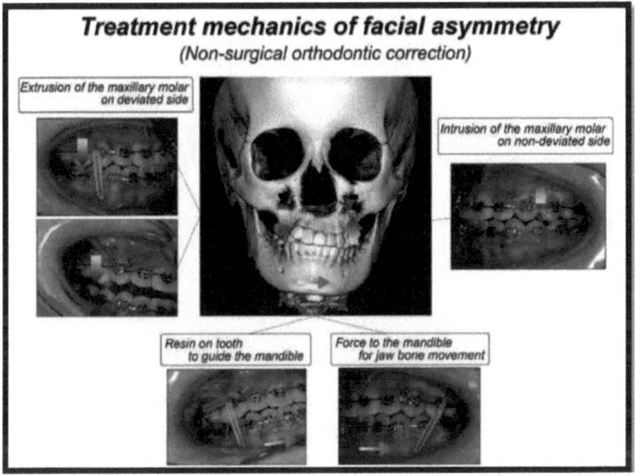

Figura 9.15: Um breve resumo da mecânica do tratamento ortodôntico não cirúrgico num paciente com assimetria facial.

INTRUSÃO MOLAR

A sobreerupção dos molares superiores devido à perda dos dentes antagonistas cria interferências oclusais e perturbações funcionais. Para restaurar a oclusão correta, a intrusão dos molares sobreerupcionados torna-se essencial antes de se poderem iniciar abordagens dentárias reconstrutivas multidisciplinares. Foram introduzidos protocolos como a redução protética, a impactação cirúrgica e a intrusão ortodôntica convencional. No entanto, as complicações biológicas ou o aparelho incómodo necessário após estes procedimentos continuam por identificar. Assim, para intruir os molares sobreerupcionados, os mini-implantes podem constituir uma excelente alternativa aos métodos convencionais.

Para a intrusão do molar superior utilizando um único DAT, o mini-implante deve ser colocado no dentoalveolo vestibular entre o segundo pré-molar e o primeiro molar na junção mucogengival. Para evitar que a coroa do molar intruso se incline para a vestibular, o clínico pode colocar uma arcada transpalatina com ativação da raiz para a vestibular. A arcada transpalatina deve ser levantada 3 a 5 mm do palato para permitir a pressão da língua em repouso para ajudar na intrusão.

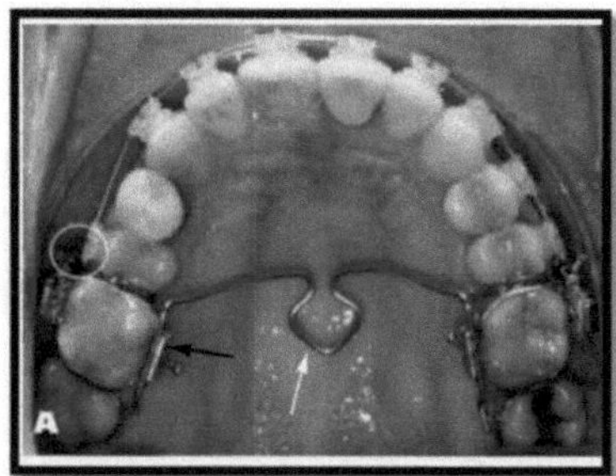

Figura 9.16: Intrusão molar com um único dispositivo de ancoragem temporária (DAT) e uma barra transpalatina. A. Colocação do DAT entre o segundo pré-molar e o primeiro molar (círculo branco). A ativação da raiz vestibular é aplicada à barra transpalatina (seta preta).

Para a intrusão do molar superior utilizando dois DATs, um mini-parafuso deve ser colocado na região vestibular entre o primeiro e o segundo molar; o outro na vertente palatina entre o segundo pré-molar e o primeiro molar, imediatamente medial ao nervo palatino maior. Isto permitirá que a corrente elástica ou a bobina de níquel-titânio passe diagonalmente através da mesa oclusal.

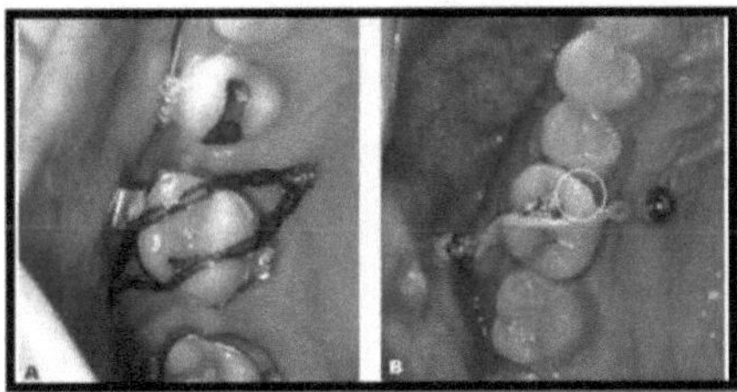

Figura 9.17: Intrusão molar com dois dispositivos de ancoragem temporária (DAT).

Biomecânica

A orientação da força intrusiva dos implantes para a fixação do molar determina a direção dos movimentos dentários. Assim, a colocação dos mini-implantes torna-se crítica na medida em que a linha de ação intrusiva tem de passar pelo centro de resistência do molar, que está localizado entre as duas raízes vestibulares.

A intrusão de molares aplicando apenas uma força dirigida apicalmente à inserção dentária vestibular irá inclinar os molares para a vestibular. Isto pode ser evitado, mais frequentemente com um arco transpalatino que deve ser mantido afastado do palato para evitar o impacto dos tecidos moles ou utilizando um arco redondo de sobreposição apertado para proporcionar um momento de contra-ação e controlar a inclinação vestibular da coroa (Sherwood et al). No entanto, o controlo mais eficiente pode resultar da aplicação simultânea de força intrusiva a partir dos aspectos vestibulares e palatinos.

Distalização do molar

- A distalização de molares pode ser indicada quando se utiliza o tratamento ortodôntico para camuflar um padrão esquelético de Classe II, com necessidades moderadas de espaço e protrusão dentoalveolar maxilar.
- Na má oclusão parcialmente edêntula em que o plano de tratamento requer o movimento distal dos restantes dentes vestibulares.

Os dispositivos fixos e removíveis de distalização dos molares superiores para a correção das más oclusões de Classe II, sem a necessidade de colaboração especial do paciente, tornaram-se cada vez mais populares na última década. Esses aparelhos variam desde dispositivos fixos que são ativados pelo ortodontista até molas helicoidais abertas, mas devem utilizar alguma forma de cobertura palatina para proporcionar ancoragem e evitar o alargamento dos incisivos. No entanto, os estudos sobre a distalização dos molares têm mostrado uma quantidade considerável de perda de ancoragem anterior.

Uma unidade de ancoragem pode ser preparada para a distalização de molares através da colocação de um parafuso intraósseo atrás do canal incisivo a uma distância segura da sutura palatina mediana combinada com um sistema de distalização ou os mini-implantes podem ser colocados tanto no lado vestibular como no palatino. O tempo médio para a distalização com os mini-implantes é relativamente curto e pode ser alcançado num prazo de 4-6 meses.

Os segundos molares têm sido considerados como um obstáculo à distalização tradicional dos molares. No entanto, este não foi o caso com a distalização de molares suportada por parafusos. A distalização pode ser efectuada com sucesso, independentemente do estado do segundo molar ou da idade do paciente.

Existem vários métodos para distalizar molares através da utilização de mini-implantes, como se segue:

1. **Dispositivo de distalização suportado por implante Miniscrew**

Papadopoulos introduziu o **sistema de distalização suportado por implantes Miniscrew (MISDS)** em 2008. Este aparelho era composto por dois implantes mini-rosca na região paramediana do palato. A força de distalização era aplicada pelas molas helicoidais de níquel-titânio abertas, posicionadas palatalmente, que passavam pelo centro de resistência dos molares superiores. O aparelho foi ativado apertando as molas helicoidais e aparafusando os parafusos de paragem posicionados anteriormente após a cimentação.

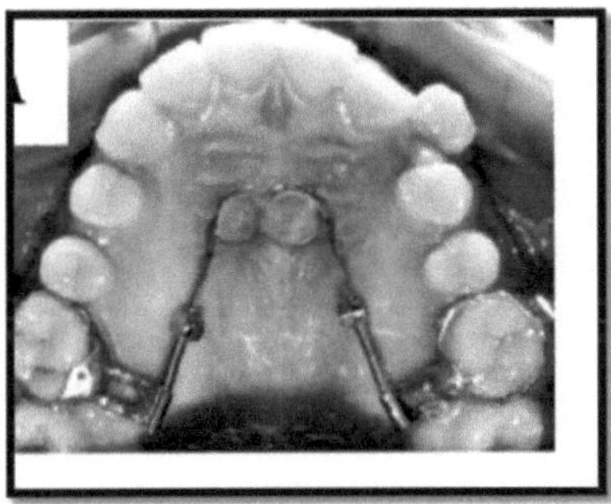

Figura 9.18: Um sistema de distalização suportado por implantes Miniscrew (MISDS).

2. Aparelho de Pêndulo Ancorado no Osso (BAPA)

Kircelli et al. (2006) introduziram o BAPA. O dispositivo de ancoragem esquelética é utilizado para fixar o botão palatino de Nance com um parafuso de ancoragem óssea.

Os pré-molares e os incisivos não são afectados pelas forças recíprocas geradas pelas molas de distalização. Melhor distalização dos molares sem perda de ancoragem. Os botões de Nance continham dois tubos telescópicos de aço inoxidável com 12 mm de comprimento e 0,9 mm de diâmetro interno embutido.

Duas molas distalizadoras removíveis de titânio molibdénio de 0,032 polegadas foram construídas para encaixar nos tubos telescópicos. Essas molas foram pré-ativadas por uma ligeira dobra na helicoide (250 gf), mantendo-as paralelas à sutura, com uma inclinação anti-flexão de 15° para minimizar o movimento palatino dos molares, e possuíam uma dobra vertical simples em forma de laço que podia ser ativada para evitar mordida cruzada posterior. Os primeiros molares foram movimentados para distal até que fosse alcançada uma sobrecorreção de 2mm na relação molar.

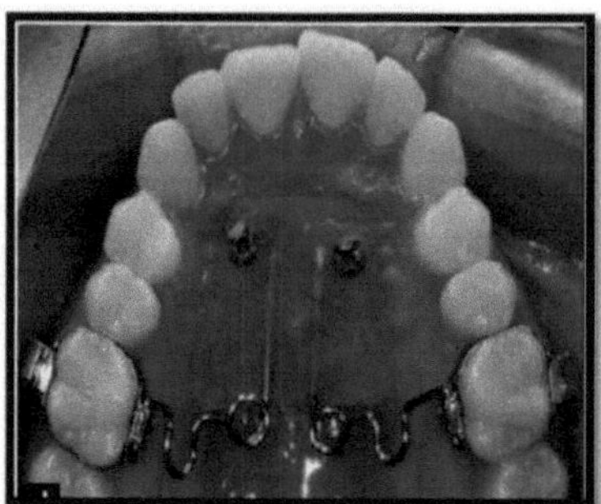

Figura 9.19: Aparelho de pêndulo ancorado no osso (BAPA).

Sar et al. compararam os efeitos do MISDS e do Bone-Anchored Pendulum Appliance (BAPA) para a distalização dos molares superiores e avaliaram a eficácia de duas forças de distalização. Foram encontrados alguns efeitos secundários indesejáveis com os aparelhos de distalização de molares suportados por implantes, tais como a inclinação da coroa distal que acompanha a distalização do molar. O ponto de aplicação da força passava abaixo do centro de resistência dos molares superiores no BAPA, enquanto que no MISDS passava através do centro de resistência. Isso pode causar, clinicamente, uma inclinação mais distal da coroa em BAPA.

	MISDS	BAPA
Sample Sizes	14	14
Force applied	Apex level	Crown level
Molar Distalization (mm)	2.81	2.93
Average distalization duration (months)	8.2	10.2
Distalization rate (mm / month)	0.2	0.3
Type of distalization	Nearly bodily movement	Crown tipping

Quadro 9.2: Comparação entre o MISDS e o BAPA.

3. Utilização direta de mini-implantes

- O local de eleição para a colocação do parafuso é na cortical óssea vestibular entre os primeiros molares e o segundo pré-molar.

- A partir desta posição, o parafuso pode proporcionar uma ancoragem indireta de várias formas, dependendo da má oclusão e dos dentes disponíveis. Pode ser colocada uma ligadura a partir do parafuso para

  - um gancho soldado ou dobrado no fio principal;
  - o dente canino;
  - o primeiro ou segundo dente pré-molar.

- Uma vez fixado o segmento anterior ao primeiro molar, este torna-se a fonte de ancoragem para qualquer mecânica concebida para mover os molares distalmente.

- Em certos casos, em que o acesso é razoável, pode ser conveniente colocar um parafuso na região retromolar; a partir deste local, pode ser fixado um fio ou uma corrente elastomérica nas faces vestibular e palatina dos dentes molares ou pré-molares relevantes

Distalização de um único molar

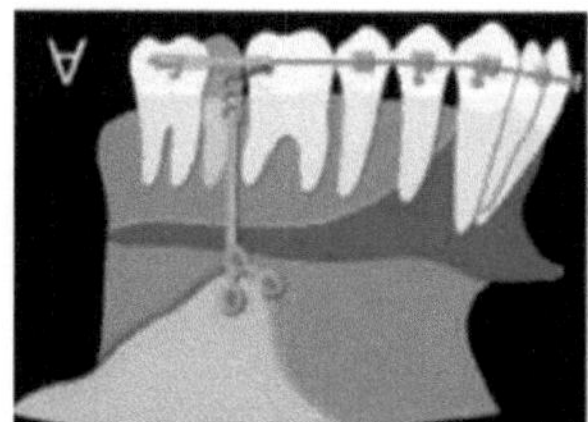

Figura 9.20. Distalização de um único molar.

Será necessário espaço suficiente para a distalização do molar. É aplicada uma força de retração aos segundos molares com uma mola helicoidal aberta. Os primeiros pré-molares/primeiros molares devem ser ligados firmemente com TADs para evitar os efeitos secundários da mola helicoidal recíproca. Após a distalização dos segundos molares, a distalização dos primeiros molares é efectuada com o mesmo procedimento.

Distalização em massa

A força retractiva direta é aplicada dos DATs aos primeiros pré-molares para realizar a distalização em massa. Os módulos elásticos ou molas helicoidais de Ni-Ti geralmente fornecem a força ortodôntica de retração. Durante a retração em massa, os 6 dentes anteriores foram amarrados entre si e a força distalizadora foi aplicada nos caninos/pré-molares ou nos ganchos anteriores curtos fixados entre os incisivos laterais e os caninos. As direções das forças aplicadas foram para trás e para cima na arcada maxilar, e para trás e para baixo na arcada mandibular.

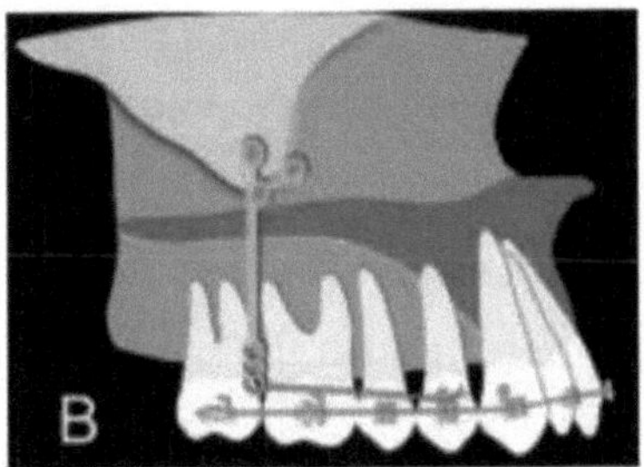

Figura 9.21: Mostrando a distalização em massa.

Distalização e retração com parafusos de osso nas áreas IZC e MBS

Os mini-implantes tradicionais podem ser utilizados para distalizar toda a arcada, mas existem restrições, uma vez que são posicionados inter-radicularmente, aumentando a probabilidade de encontro da raiz durante o procedimento de distalização, desde que a distalização segmentar (em duas etapas) seja efectuada antes de o parafuso ser reposicionado para retração).

Os parafusos ósseos extra-radiculares oferecem mais estabilidade e são relativamente seguros quando é efectuada uma distalização completa da arcada. O ponto de aplicação da força é mais paralelo e o mais próximo possível do plano oclusal porque

da forma como os parafusos ósseos são posicionados, o que reduz o risco de rotação do plano oclusal, o avanço de uma mordida aberta posterior ou de uma mordida profunda anterior, que estão frequentemente associados à retração assistida por mini-implantes.

- O controlo absoluto sobre o plano oclusal continua a ser determinado pela altura do gancho e pelo eixo de força do parafuso ósseo. A probabilidade de rolamento do molar é maior, pois a força produzida pelo parafuso ósseo é de uma unidade de ancoragem posicionada mais vestibularmente e deve ser ajustada com uma forma de arco estendido ou um torque no fio, dependendo do que for apropriado para a circunstância clínica. Os mini-parafusos, no entanto, não apresentam estes efeitos adversos devido à sua localização inter-radicular.

Biomecânica dos parafusos ósseos IZC

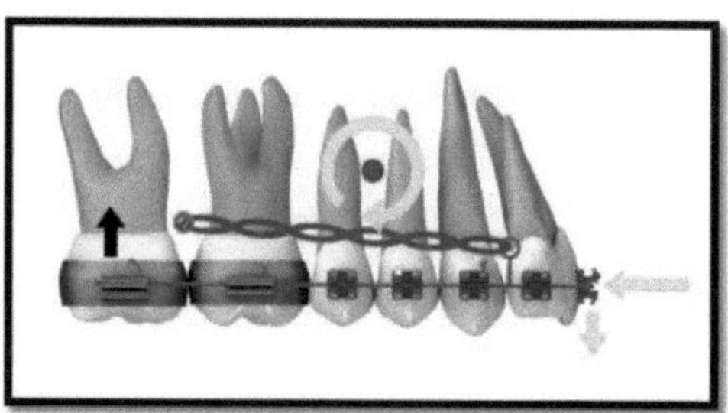

Figura 9.22: Biomecânica produzida pelo IZC para retrair toda a dentição maxilar num único bloco.

À medida que a arcada maxilar total é distalizada, os implantes da crista infra-zigomática (IZC) criam um sistema de forças de retração que produz forças intrusivas e extrusivas nas regiões dos incisivos e molares, respetivamente. Esta rotação da maxila no sentido dos ponteiros do relógio em torno do centro de resistência (CR), que se situa entre os pré-molares, é provocada pela linha de força de ação que passa por baixo (oclusal) do CR maxilar. Assim, é razoável prever a extrusão dos incisivos, o que pode não ser vantajoso para indivíduos com mordida profunda. Por outro lado, esse movimento do plano oclusal no sentido horário favorece a correção simultânea da Classe II e o fechamento da mordida aberta. Recomenda-se que, para além de dois parafusos ósseos IZC, sejam colocados dois mini-implantes adicionais entre os incisivos centrais e laterais, de forma a contrariar a rotação do plano oclusal maxilar no sentido dos ponteiros do relógio e a extrusão anterior, provocando a intrusão de toda a dentição maxilar e favorecendo a melhoria do sorriso gengival. Além disso, ao alterar a altura dos ganchos na região anterior e a direção da força, a biomecânica da retração pode ser alterada. Clinicamente, é possível reproduzir movimentos diferenciais semelhantes nos dentes anteriores quando se utilizam mecânicas com implantes extra-alveolares, alterando a linha de ação da força através de variações no comprimento dos ganchos/braço de força. Quando se utilizam ganchos curtos, a força de retração aplicada passa por baixo do CR, aumentando a propensão de rotação dos dentes anteriores, o que causa perda de torque e uma força de extrusão vertical nos incisivos. O aumento do comprimento do gancho mesial ao canino permite que a linha de ação da força se aproxime muito do centro de resistência do incisivo. Devido a esta técnica, o momento anterior é suscetível de ser equilibrado e o torque dos incisivos pode ser preservado durante a retração com o mínimo de perturbação no plano oclusal. O comprimento do gancho/braço de força deve ser aumentado durante a distalização de toda a arcada, de modo a fazer com que a linha de força passe bem acima do centro de resistência, produzindo um momento anti-horário nesses dentes e uma força extrusiva nos incisivos.

Biomecânica dos parafusos ósseos MBS

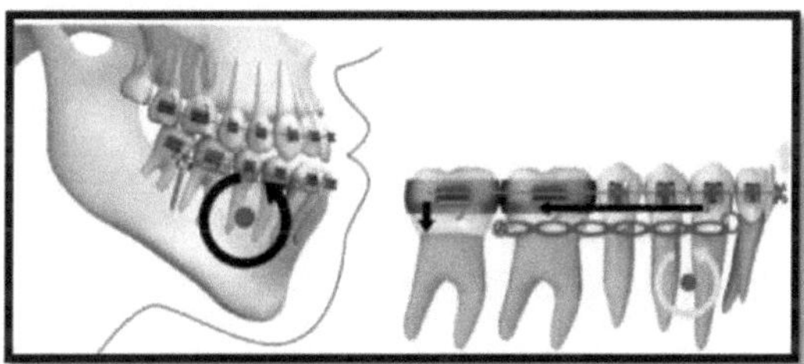

Figura 9.23: Biomecânica do implante de prateleira vestibular.

A utilização de dois parafusos ósseos na plataforma vestibular, de um arco retangular de tamanho normal e de molas helicoidais de NiTi para aplicar uma força contínua de 200g, permite a utilização de um arco retangular de tamanho normal com controlo de binário durante a retração, uma força relativa constante resultante de molas helicoidais de NiTi superelásticas e uma força aplicada diretamente na arcada. Como a rotação da arcada mandibular, resultante da força de retração em toda a arcada, produz forças intrusivas nos molares e extrusivas nos incisivos, **Roberts et al.** consideraram essa mecânica de retração dos dentes mandibulares, ancorada em dois parafusos ósseos da prateleira vestibular, um guia incrível para o tratamento não invasivo e não-extracional da má oclusão de Classe III com mordida aberta anterior. A análise de elementos finitos (FEA) revelou que esta rotação anti-horária do plano mandibular causou uma intrusão de 3mm nos molares e uma extrusão de 2mm nos incisivos, promovendo o fecho da mordida aberta e a correção concomitante da Classe III. A comparação entre a ancoragem mandibular posterior ou infrazigomática e a retração do arco mandibular mostrou que a direção inferior da tração (mandibular posterior) foi superior ao local de ancoragem da crista infrazigomática para fechar a mordida aberta e reduzir a dimensão vertical da oclusão.

MESIALIZAÇÃO

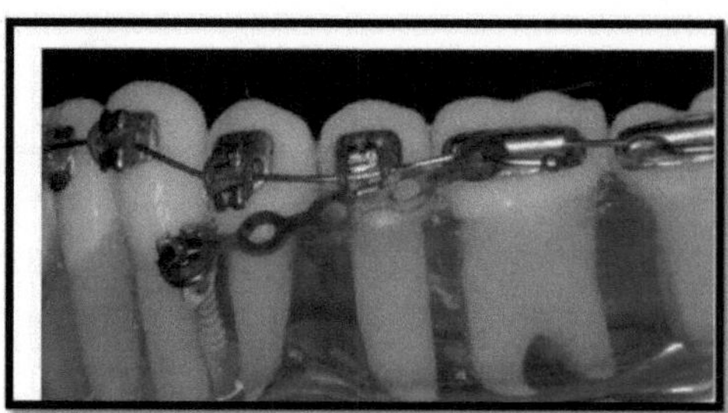

Figura 9.24: Mesialização de molares com mini-implantes.

Se o espaço tiver de ser fechado ortodonticamente, a protracção molar pode ser uma alternativa à restauração com implantes dentários posteriores ou prótese parcial fixa. A protracção de molares através de um rebordo atrófico inclui perda de inserção, dihiscência, mobilidade, anquilose, reabsorção radicular e morbilidade dentária. A protracção do molar mandibular é um desafio devido à elevada densidade óssea.

O parafuso deve ser colocado na cortical óssea vestibular entre os dentes canino e primeiro pré-molar. A tração pode ser aplicada diretamente do parafuso para qualquer um dos dentes vestibulares distais ao parafuso. A mesialização dos molares não é um movimento simples e pode levar a problemas como a perda de ancoragem anterior e a inclinação dos molares.

Convencionalmente, um mini-parafuso é colocado mesialmente ao espaço edêntulo para evitar impedir a protracção do molar. Como alternativa, o clínico pode inserir o TAD dentro do espaço edêntulo e protrair a partir do segundo dente para trás, usando uma mola de bobina aberta para empurrar o dente à sua frente. A mola de bobina aberta inclina a coroa o suficiente para proporcionar o fecho completo do espaço.

Um mini-parafuso colocado mesialmente ao espaço, a uma altura que produzirá um vetor de força que se aproxima do centro de resistência do molar, pode ser uma fonte valiosa de ancoragem. Se o parafuso for inserido após o nivelamento inicial e o alinhamento ter sido completado, um arco de tamanho normal pode ser usado para prevenir a inclinação da coroa mesial do molar durante o fechamento do espaço. Como o movimento mesial é lento, especialmente na arcada mandibular, não se deve tentar mesializar mais do que 2-3 mm do molar.

ANCORAGEM INTERMAXILAR

Os mini-implantes são uma fonte conveniente de ancoragem, tanto na terapia de extração como na de não extração, quando são aplicadas forças intermaxilares com aparelhos elásticos ou de reposicionamento anterior de classe II. Muitos efeitos colaterais indesejáveis podem ser produzidos por esses aparelhos, incluindo abertura da mordida, proclinação excessiva e protrusão dos incisivos inferiores. Uma solução possível é colocar um mini-parafuso entre as raízes do primeiro e segundo molares inferiores ou entre o segundo pré-molar e o primeiro molar. A localização entre o segundo pré-molar e o primeiro molar (o mais próximo possível do primeiro molar) é geralmente preferível, porque o parafuso tem de ser inserido perpendicularmente ao processo alveolar, o que pode ser difícil em regiões mais posteriores onde o acesso é limitado e também o espaço interradicular é mais amplo nesta região.

No tratamento de classe III, quando a arcada maxilar precisa de ser avançada, pode ser colocado um mini-implante entre as raízes dos caninos inferiores e os primeiros pré-molares para uma fixação elástica. Se a arcada mandibular precisar de ser reposicionada distalmente, o mini-implante pode ser colocado entre as raízes do primeiro e segundo molares superiores ou do segundo pré-molar e primeiro molar.

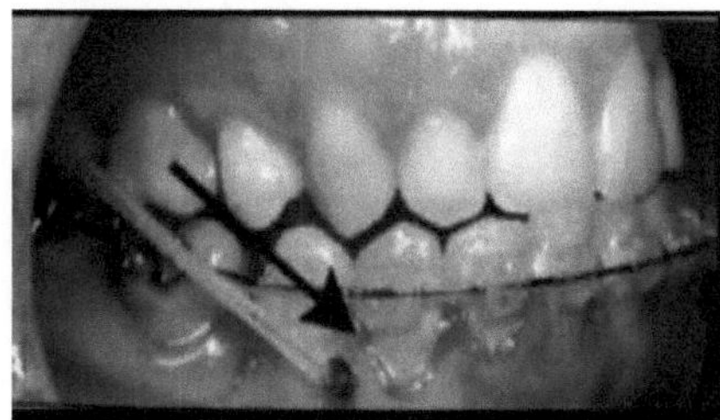

Figura 9.25: Ancoragem intermaxilar.

TADs E ALINHADORES CLAROS

Os alinhadores transparentes tornaram-se um aparelho de eleição cada vez mais popular para o tratamento ortodôntico desde que o aparelho Invisalign® foi introduzido pela Align Technology em 1998. O sistema de alinhadores transparentes tem uma clara vantagem estética sobre outros tipos de sistemas de aparelhos ortodônticos. Na fase inicial de desenvolvimento do aparelho Invisalign, **Boyd et al.** demonstraram resultados clínicos de sucesso em casos ortodônticos com apinhamentos ou espaçamentos ligeiros a moderados. O sistema Invisalign demonstrou ter bons resultados clínicos em casos com má oclusão ligeira a moderadamente severa. Mais recentemente, os clínicos começaram a adotar o aparelho Invisalign em casos mais exigentes do ponto de vista biomecânico, tais como mordida aberta anterior, extração de quatro pré-molares e casos de cirurgia ortognática. Nas últimas duas décadas, o aparelho Invisalign evoluiu para oferecer um sistema de força biomecânica melhorado para movimentos dentários desafiadores. Dependendo do grau e do tipo de movimento dentário, foram adicionadas várias caraterísticas aos alinhadores Invisalign. Estas incluem attachments optimizados, power ridges, rampas de mordida de precisão e asas de precisão. Estão disponíveis vários designs de attachments optimizados para diferentes tipos de movimentação dentária e situações de ancoragem. Existem algumas indicações em que os dispositivos de ancoragem temporários (TADs) podem ajudar na movimentação dentária muito difícil juntamente com os alinhadores Invisalign.

Ancoragem máxima

A retração dos dentes anteriores maxilares e mandibulares com ancoragem máxima requer DATs quando se utiliza o sistema Invisalign. Ao contrário dos sistemas convencionais de aparelhos fixos, o sistema Invisalign não pode utilizar aparelhos extrabucais, TPA ou Nance para ancoragem; no entanto, os DATs podem fornecer a ancoragem absoluta necessária.

Controlo da mordida profunda

A correção da sobremordida severa é difícil com os aparelhos Invisalign. Uma sobremordida ligeira a moderada pode ser bem tratada com a ajuda de uma rampa de mordida lingual, mas em pacientes braquicefálicos que apresentam uma sobremordida severa, a intrusão dos incisivos pode ser conseguida utilizando DATs.

Distalização dos molares mandibulares

Foi demonstrado que a distalização dos molares superiores para a correção da má oclusão de Classe II é previsível até a relação molar de Classe II terminada. A distalização dos molares superiores é geralmente realizada com elásticos de Classe II, mas a distalização dos molares inferiores pode ser muito difícil.

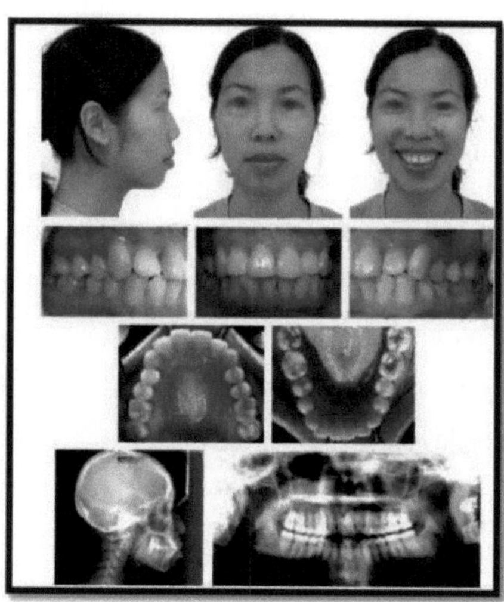

Figura 9.26: Fotografias e radiografias pré-tratamento de um doente.

	Pre-treatment	Post-treatment
SNA (°)	83.7	83.8
SNB (°)	79.6	78.7
ANB (°)	4.1	4.5
FMA (FH-MP) (°)	29.5	30.7
U1-SN (°)	108.1	100.5
U1-NA (°)	24.4	16.7
U1-NA (mm)	6.8	2.9
L1-NB (°)	38.4	29.2
L1-NB (mm)	10.0	7.1
IMPA (L1-MP) (°)	102.0	92.9
Interincisal angle (U1-L1) (°)	113.1	129.0
Upper lip-E plane (mm)	2.0	0.6
Lower lip-E plane (mm)	6.2	3.7

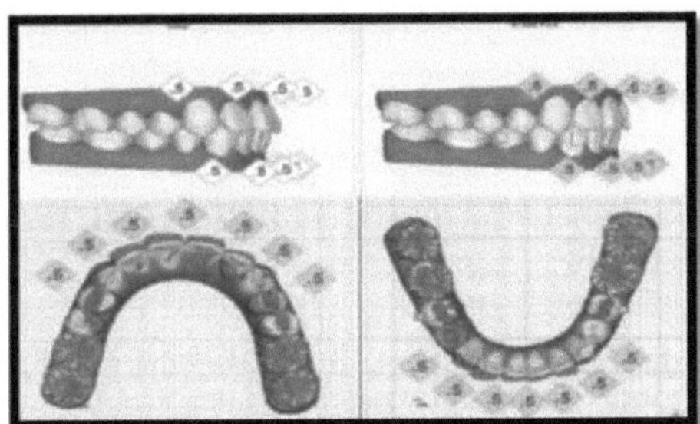

Figura 9.27: Simulação do Invisalign ClinCheck. (a) Pré-tratamento. (b) Simulação do tratamento com 0,5 mm de IPR nos dentes anteriores da maxila e da mandíbula. (c, d) A sobreposição da simulação pré-tratamento (azul) e pós-tratamento (branco) mostra que os dentes anteriores podem ser retraídos 1-2 mm quando foi usada a ancoragem máxima.

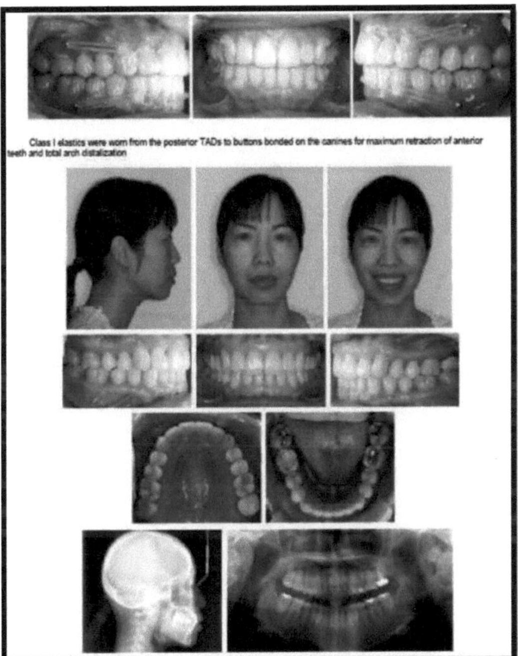

Figura 9.28: Fotografias e radiografias pós-tratamento.

Ao utilizar os DATs, os alinhadores transparentes Invisalign podem ser usados como um aparelho eficaz para tratar uma variedade de más oclusões difíceis. Os DATs podem fornecer uma ancoragem absoluta para a retração máxima dos incisivos para reduzir a protrusão bimaxilar, para intruir os incisivos em casos graves de mordida profunda e para distalizar toda a dentição mandibular em más oclusões graves de Classe III com bom controlo vertical.

EXPANSÃO PALATINA RÁPIDA ASSISTIDA POR MICRO-IMPLANTES (MARPE)

O MARPE é uma modificação de um aparelho RPE convencional que evoluiu como uma procura de movimento ortopédico puro para maximizar a expansão do esqueleto e minimizar a inclinação dentoalveolar. A principal diferença é a incorporação de microimplantes no osso basal palatino juntamente com o parafuso de expansão. Seguem-se os diferentes desenhos de expansores que utilizam microimplantes.

Tipo 1: Expansor de base óssea com microimplantes colocados lateralmente à sutura palatina média.

Tipo 2: Expansor de base óssea com microimplantes colocados na vertente palatina.

Tipo 3: Mini-parafusos como no tipo 1, mas com braços Hyrax convencionais adicionais.

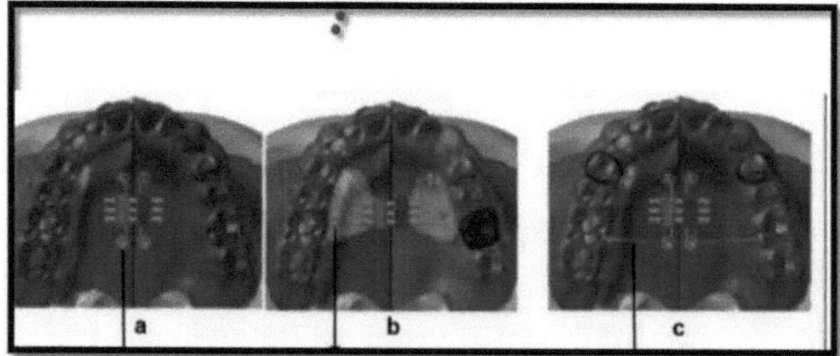

Figura 9.29: a-c: Desenhos dos tipos de ERM usando microimplantes: (A) Tipo 1, (B) Tipo 2, (C) Tipo 3. MPS: Sutura palatina média.

Lee KJ et al. modificaram o RPE convencional soldando quatro conectores rígidos de fio de aço inoxidável com ganchos helicoidais na base do corpo do parafuso de hyrax. Dois ganchos foram posicionados anteriormente, na região das rugas, e os outros dois ganchos posteriormente, na região parassagital. Mini-parafusos ortodônticos (Orlus, Ortholution, Seul, Coreia) com sete mm de comprimento e 1,8 mm de diâmetro de colarinho foram colocados no centro dos ganchos helicoidais. O protocolo de ativação seguido foi de um quarto de volta (0,2 mm) uma vez por dia, com um período total de ativação de seis semanas, resultando num aumento de 8,3 mm na largura intermolar. A largura transversal do osso basal maxilar aumentou 2,4 mm e a largura nasal 2,5 mm, sem alterações na inclinação bucolingual dos molares após a expansão e o alinhamento.

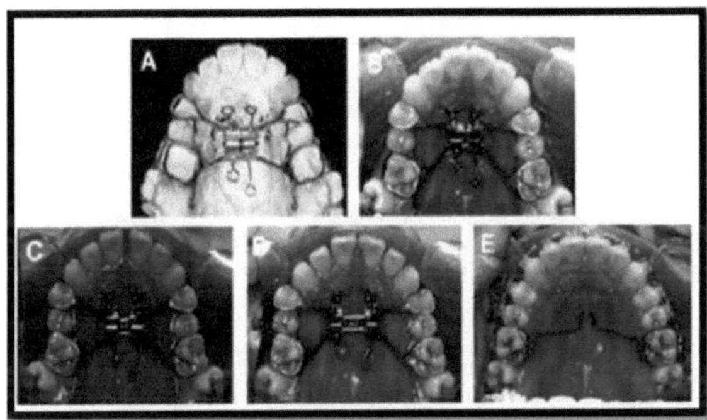

Figura 9.30: Fabrico e aplicação do MARPE: A, fabrico sobre o gesso; B -D, colocação do aparelho e procedimento de expansão durante 6 semanas; E, após consolidação e alinhamento da arcada aos 10 meses.

O MSE desenvolvido por **Moon W.** e os seus colegas da Universidade da Califórnia-Los Angeles (UCLA) é uma linhagem única de MARPE devido à sua posição distinta de mini-implante no aspeto superior e posterior do palato com quatro implantes longos que envolvem o osso palatino bicorticalmente **(Figura 9.31)**. A posição póstero-superior proporciona uma vantagem significativa na superação da resistência dos ossos do contraforte zigomático e das suturas pterigopalatinas, possivelmente levando a uma expansão mais paralela, em contraste com muitos outros designs de MARPE. Provoca a expansão de toda a face média, agitando todas as estruturas peri-maxilares. Em pacientes de classe III, a combinação de MSE e FM (máscara facial) resultou numa expansão e protracção ancoradas no osso, mesmo em pacientes maduros, com efeitos secundários verticais quase insignificantes. Este movimento semelhante à osteogénese de distração simulada, em que não só a maxila, mas toda a face média pode ser avançada, constitui uma base promissora para uma modalidade de tratamento ortopédico não cirúrgico para a Classe III.

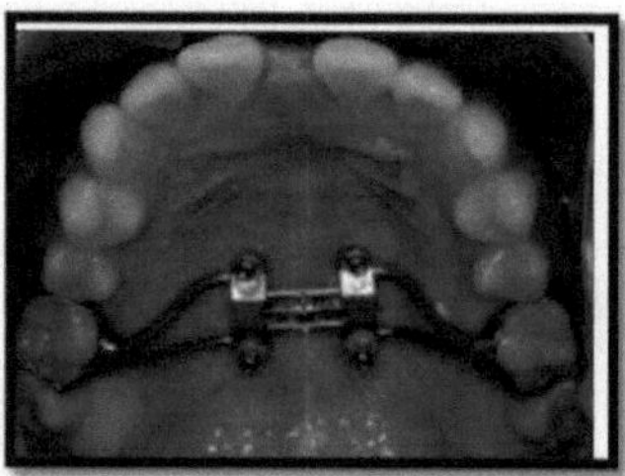

Figura 9.31: Expansor esquelético maxilar (MSE), mini-implante no aspeto superior e posterior do palato.

Biomecânica

O parafuso de expansão transmite a sua força através do sistema de transmissão de força (braços de aço, supra-estruturas e mini-implantes) aos músculos hemimaxilares.Os braços anteriores transmitem as forças através dos mini-implantes ao palato anterior, enquanto os braços posteriores transmitem as suas forças através dos molares ao segmento posterior do palato.O sistema de transmissão de força anterior é suportado pelo osso e transmite a força diretamente ao osso maxilar. Quanto mais central for o parafuso, mais a força estará próxima do centro de resistência do hemimaxilar e a torção alveolar será menos importante. Por conseguinte, é necessária uma estrutura muito rígida do sistema de transmissão de força com, se possível.

Significado clínico do MARPE

- Os aparelhos MARPE transmitem a força de expansão para o osso basal palatino e produzem um tipo mais paralelo e uma abertura de sutura mais consistente aquando da expansão maxilar. Alargamento das estruturas craniofaciais circundantes, incluindo o zigoma e o osso nasal.
- Maior expansão esquelética transversal, ao mesmo tempo que diminui os efeitos secundários dentários, como a inclinação dentária, a perda óssea alveolar vertical e a flexão alveolar.
- Os aparelhos de base óssea conduzem a uma menor inclinação dentoalveolar e a uma menor rotação mandibular posterior, permitindo assim um melhor controlo vertical e, por conseguinte, são benéficos em pacientes jovens dolicofaciais.
- O MARPE supera as ERM convencionais ao diminuir significativamente a carga excessiva sobre o ligamento periodontal vestibular dos dentes aos quais estão ancorados. Também propaga menos stress para os contrafortes e locais adjacentes no complexo maxilar em comparação com a ERM convencional.
- A ERM de origem óssea induz um fluxo médio nasal significativamente mais elevado e uma menor resistência média das vias aéreas após a expansão maxilar, em comparação com os pacientes com ERM de origem dentária (TB), em diferentes estádios dentários, em pacientes com dentição mista precoce ou tardia.
- O MARPE levou a um aumento significativo a longo prazo do volume nasofaríngeo quando comparado com o RPE. A BAME (Expansão Maxilar Ancorada no Osso) permite uma terapia ortodôntica totalmente ligada ao mesmo tempo que a expansão, o que poderia encurtar o tempo total de tratamento.

- Uma combinação de MSE e máscara facial pode ser uma modalidade de tratamento ortopédico não cirúrgico bem sucedida para pacientes adultos de Classe III, uma vez que a MSE desarticula as suturas pré-maxilares e ajuda na protracção do maxilar. O MARPE resulta numa maior estabilidade e numa menor recidiva.

CORRECÇÃO DA MORDIDA ABERTA ANTERIOR COM MINIPLACAS

Uma âncora de miniplaca deve ser colocada adjacente ao dente ou dentes que necessitam de maior intrusão, geralmente o primeiro ou segundo molar no paciente com mordida aberta anterior. A última alça da placa que emerge transmucosalmente através do vestíbulo vestibular deve estar diretamente alinhada com o molar ou molares que requerem intrusão máxima. Se o primeiro e o segundo molar necessitarem de uma intrusão igual, a ansa da miniplaca deve emergir entre estes dentes.

Biomecânica

A força vertical intrusiva é produzida por meio de uma corrente elástica ou mola de níqueltitânio presa ao elo exposto da miniplaca e ao tubo molar **(Figura.9.32).** Podem ser utilizados arcos segmentados ou rectos **(Figura.9.33A).** Embora tenha sido levantada a possibilidade de que o uso de arcos retos possa causar a supererupção do incisivo devido à rotação do plano oclusal, a experiência dos autores mostrou que tal efeito nunca ocorre **(Figura.9.33B).**

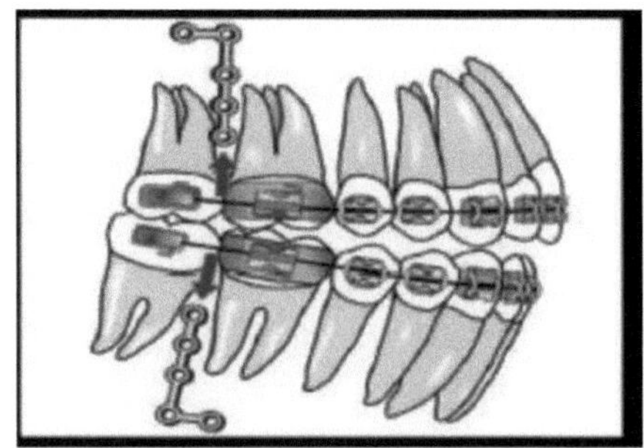

Figura 9.32: Um diagrama representando a aplicação de uma força intrusiva do elo da miniplaca mais oclusal ao aparelho.

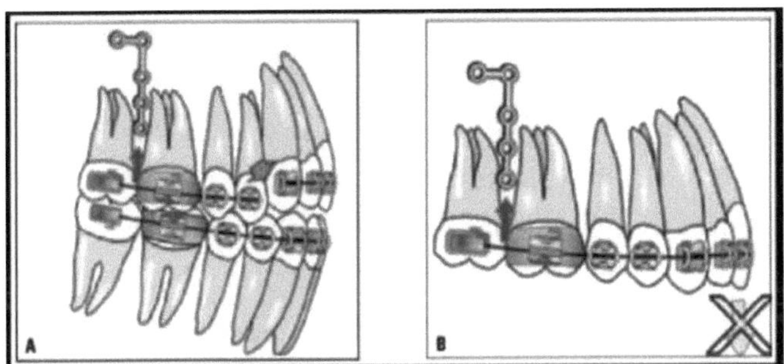

Figura 9.33: Problemas mecânicos relacionados com a intrusão. A) Tanto os arcos contínuos como os segmentados podem ser utilizados. Os arcos segmentados (seta azul) são mais adequados para mordidas abertas restritas à região anterior. B) Quando são usados arcos contínuos, a extrusão do incisivo não ocorre (X na seta amarela).

Para evitar a rotação vestibular do molar durante a aplicação da força intrusiva, é indicado o uso de um arco retangular contraído ou, preferencialmente, uma barra transpalatina ou arco lingual. Se ocorrer uma alteração indesejável no plano transversal, esta pode ser resolvida com a colagem de um tubo diretamente na miniplaca e com a ativação simultânea de um power arm na mesma orientação da força corretiva.

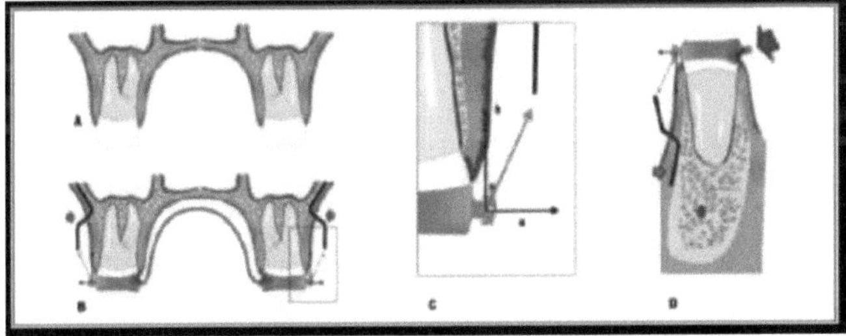

Figura 9.34: Diagramas representando secções transversais da maxila na região do primeiro molar superior. A) Antes da colocação do aparelho. B) Inserção da miniplaca (seta verde) e aplicação das forças de intrusão (setas azuis). C) Forças intrusivas decompostas em um componente expansivo (a) e um componente intrusivo (b). Os componentes

expansivos se anulam na presença de uma barra palatina ou (D) arco lingual (seta vermelha).

A intrusão de molares em apenas um dos maxilares pode ser conseguida através da correção de mordidas abertas até 3mm. As mordidas abertas de tamanhos mais significativos devem ser corrigidas com o auxílio de miniplacas em ambas as arcadas. A intrusão simultânea dos molares superiores e inferiores permite uma maior rotação da mandíbula no sentido anti-horário e alterações esqueléticas mais significativas.

COMPLICAÇÃO ASSOCIADA ÀS DAT's

Durante as últimas décadas, a disciplina de Ortodontia beneficiou de uma variedade de inovações que melhoraram a prática clínica. O aparelho pré-ajustado, os adesivos fotopolimerizáveis, a hibridização metalúrgica dos fios das arcadas e os braquetes autoligáveis são apenas alguns exemplos. Embora cada uma dessas tecnologias tenha sido prontamente integrada à prática rotineira, a colocação e o uso de âncoras ósseas maxilomandibulares, o mais recente adjuvante clínico da Ortodontia, provou ser mais exclusivo nesse sentido.

A encarnação mais contemporânea da ancoragem esquelética, no entanto, o dispositivo de ancoragem temporária, ou DAT, evoluiu de tal forma que a colocação por ortodontistas não só é viável, mas tornou-se cada vez mais comum.

Este facto pode ser atribuído à simplicidade do procedimento em si, bem como à sua invasividade mínima e custo comparativamente baixo em comparação com a intervenção cirúrgica convencional. No entanto, apesar da sua simplicidade, surgem invariavelmente complicações, em parte devido à relativa inexperiência dos clínicos que o efectuam.

Estas complicações incluem:

1. **Complicações durante a carga ortodôntica**
    - Falha de ancoragem estacionária,
    - Migração de mini-parafusos
2. **Lesões dos tecidos moles**
    - Ulceração aftosa
    - Cobertura de tecidos moles da cabeça do mini-implante e auxiliar
    - Inflamação dos tecidos moles, infeção e peri-implantite

3. **Ferimento de colocação**
    - Danos causados por adjuntos
4. **Lesão de tecidos duros**
    - Danos nas raízes
5. **Complicações durante a remoção**
    - Fratura de implantes
    - Osteointegração parcial
6. **Falha do próprio implante intrínseco**
    - Ingestão e inalação de mini-implantes
7. **Problemas Biomecânicos Relacionados aos DAT's Posicionados na Região Palatina.**
8. **Problemas biomecânicos relacionados com os DAT posicionados na região bucal**

COMPLICAÇÕES DURANTE A CARGA ORTODÔNTICA

Falha de ancoragem estacionária:

De acordo com a literatura, as taxas de falha de ancoragem estacionária dos mini-implantes sob carga ortodôntica variam entre 11% e 30%. Se um mini-implante se soltar, ele não recuperará a estabilidade e provavelmente precisará ser removido e substituído. A estabilidade do mini-implante ortodôntico ao longo do tratamento depende da densidade óssea, dos tecidos moles peri-implantares, do desenho do mini-implante, da técnica cirúrgica e da carga de força.

O fator determinante para a ancoragem estacionária é a densidade óssea. A falha da ancoragem estacionária resulta frequentemente de uma baixa densidade óssea devido a uma espessura cortical inadequada.

Migração de mini-parafusos:

Os mini-implantes ortodônticos podem permanecer clinicamente estáveis, mas não absolutamente estacionários sob carga ortodôntica. Ao contrário de um implante dentário endósseo que se osseointegra, os mini-implantes ortodônticos alcançam estabilidade principalmente através da retenção mecânica e podem ser deslocados dentro do osso. Liou et al relataram que mini-implantes ortodônticos carregados com 400 g de força durante 9 meses extrudiram e inclinaram -1,0 a 1,5 mm em 7 de 16 pacientes. Para ter em conta a potencial migração, o clínico deve deixar uma folga de segurança de 2 mm entre o mini-implante e quaisquer estruturas anatómicas.

COMPLICAÇÕES DOS TECIDOS MOLES

Ulceração aftosa:

As ulcerações aftosas menores, ou aftas, podem desenvolver-se à volta da haste do mini-implante ou na mucosa bucal adjacente em contacto com a cabeça do mini-implante. As aftas são caracterizadas como úlceras ligeiramente dolorosas que afectam a mucosa não queratinizada. As ulcerações aftosas menores são tipicamente causadas por traumatismos dos tecidos moles, mas podem ocorrer como resultado de predisposição genética, infeção bacteriana, alergia, desequilíbrio hormonal, desequilíbrio vitamínico e factores imunológicos e psicológicos. As ulcerações aftosas menores são autolimitadas e desaparecem em 7 a 10 dias sem deixar cicatrizes.

A colocação de um pilar de cicatrização, de uma pastilha de cera ou de um separador elástico grande sobre a cabeça do mini-implante, com a utilização diária de clorexidina (0,12%, 10 ml), previne normalmente a ulceração e melhora o conforto do paciente. A ocorrência de ulceração aftosa não parece ser um fator de risco direto para a estabilidade do mini-implante, mas a sua presença pode ser um aviso de uma maior inflamação dos tecidos moles.

Cobertura dos tecidos moles da cabeça do mini-implante e do auxiliar:

Os mini-implantes colocados na mucosa alveolar, particularmente na mandíbula, podem ficar cobertos por tecido mole. A aglomeração e fricção do tecido alveolar solto pode levar à cobertura da cabeça do mini-implante e do seu acessório (mola helicoidal, corrente elástica) no prazo de um dia após a colocação. A cobertura dos tecidos moles pode ser um fator de risco para a estabilidade do mini-implante, bem como uma preocupação clínica para o paciente, que pode pensar que o mini-implante caiu. Os acessórios do mini-implante (corrente elástica, mola helicoidal) que assentam nos tecidos ficarão provavelmente cobertos por tecido.

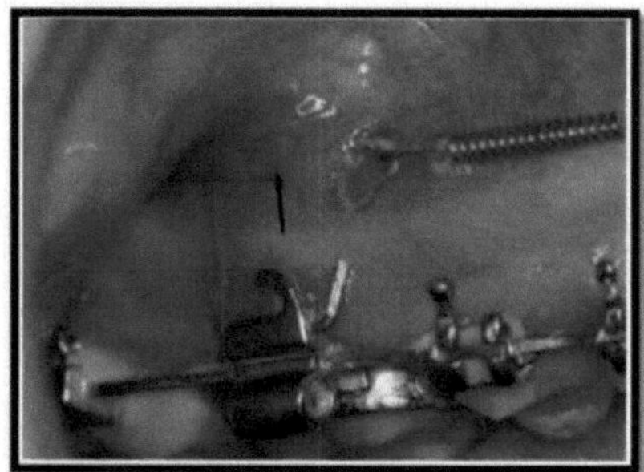

Figura 10.1: Crescimento excessivo da mucosa do fio auxiliar.

O crescimento excessivo dos tecidos moles pode ser minimizado através da colocação de uma tampa de pilar de cicatrização, de uma pastilha de cera ou de um separador elástico. Para além das suas propriedades antibacterianas que minimizam a inflamação dos tecidos, a clorexidina atrasa a epitelização e pode reduzir a probabilidade de crescimento excessivo dos tecidos moles. A inserção parcial deve ser efectuada com um mini-implante mais comprido (10 mm) em regiões de mucosa alveolar solta, deixando 2 ou 3 fios da haste expostos para minimizar a possibilidade de cobertura de tecido mole.

Inflamação dos tecidos moles, infeção e peri-implantite:

Pode ocorrer inflamação e infeção dos tecidos em redor do local do implante, embora a infeção não seja geralmente um problema. O tecido peri-implantar saudável desempenha um papel importante como barreira biológica às bactérias. A inflamação dos tecidos, uma infeção ligeira e a peri-implantite podem ocorrer após a colocação do mini-implante. A inflamação dos tecidos moles peri-implantares tem sido associada a um aumento de 30% na taxa de insucesso. A peri-implantite é a inflamação da mucosa circundante do implante com perda de suporte ósseo clinicamente e radiograficamente evidente, hemorragia à sondagem, supuração, infiltrações epiteliais e mobilidade progressiva. O médico deve ser alertado para a irritação dos tecidos moles se estes começarem a torcer-se à volta do eixo do mini-implante durante a colocação. Alguns clínicos defendem um período de cicatrização dos tecidos moles de 2 semanas para os mini-implantes colocados na mucosa alveolar antes da carga ortodôntica.

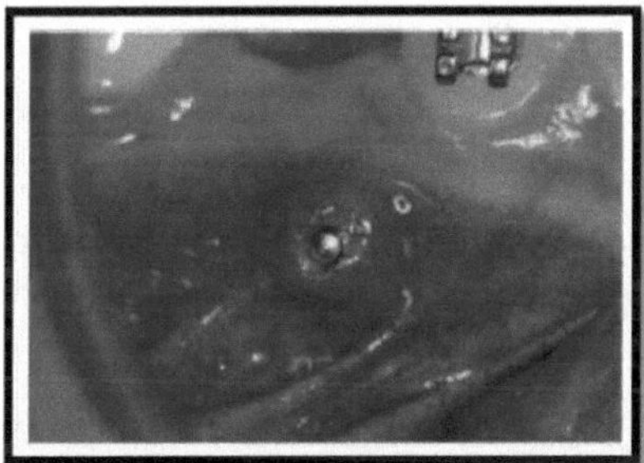

Figura 10.2: Inflamação dos tecidos moles em redor de um DAT colocado na mucosa.

A higiene oral meticulosa é fundamental e a utilização de bochechos com clorexidina a 0,2% ou fio dentário embebido em clorexidina a 2% pode ser utilizada para evitar e controlar qualquer inflamação ou infeção que possa ocorrer. No caso de o doente apresentar purulência, palidez ou inflamação, está indicado o tratamento com um antibiótico adequado. Um fator importante para ajudar a evitar a inflamação dos tecidos é a determinação do melhor local para a inserção do implante mini-rosca. Aconselha-se que os implantes miniscrew sejam inseridos na gengiva queratinizada sempre que possível e que o tecido muscular e o frénulo sejam evitados.

LESÕES DE COLOCAÇÃO

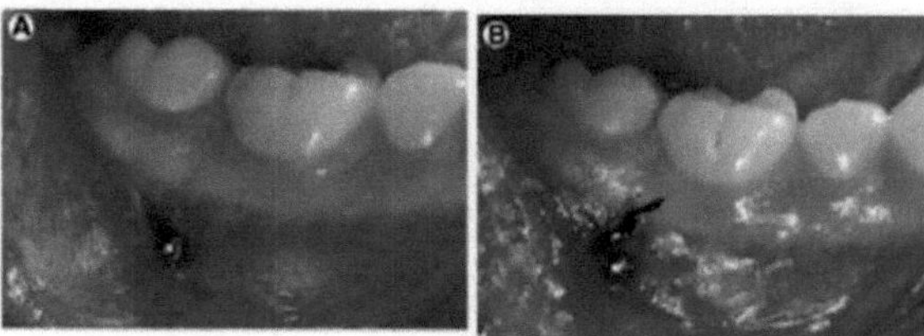

Figura 10.3: (A) Lesões durante a perfuração de um orifício piloto sem preparação adequada dos tecidos moles. A mucosa ficou presa na broca cirúrgica, necessitando de restauração sutural. (B) Reparação da laceração da mucosa com fio de seda 4-0.

Danos causados por adjuntos

Embora possam ocorrer danos aos tecidos moles causados por attachments, como molas helicoidais ou módulos elastoméricos, na terapia ortodôntica tradicional, deve-se ter maior cuidado quando esses adjuntos são utilizados em conjunto com os DATs. Esses adjuntos podem se estender a áreas, como o vestíbulo, a almofada retromolar e a tuberosidade maxilar, que são mais suscetíveis ao impacto.

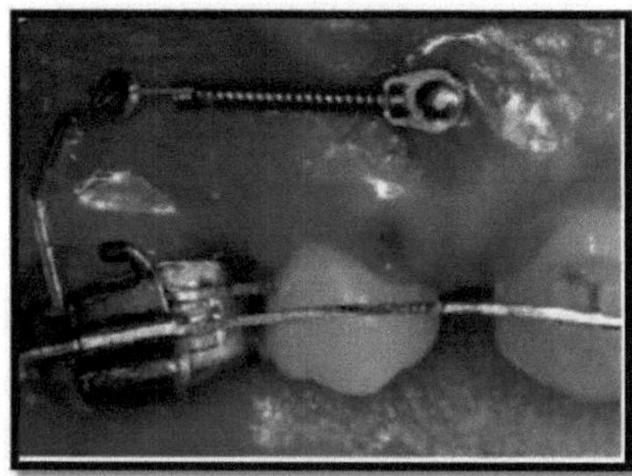

Figura 10.4: Mostrando danos causados pelo adjunto (molas helicoidais).

LESÃO DE TECIDOS DUROS

Danos na raiz

A maior preocupação ao colocar os DATs em regiões dentárias é a possibilidade de invasão da raiz. Quando uma raiz é violada, a gravidade da lesão depende da extensão do dano e da velocidade com que o insulto é aliviado. As lesões que envolvem o tecido pulpar, no entanto, são mais graves e podem resultar na perda do dente afetado.

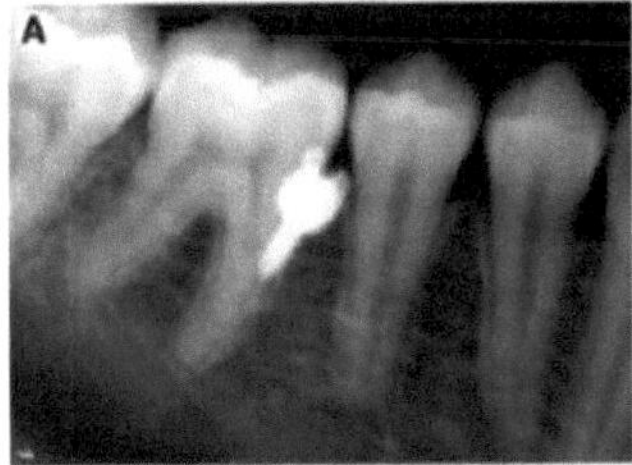

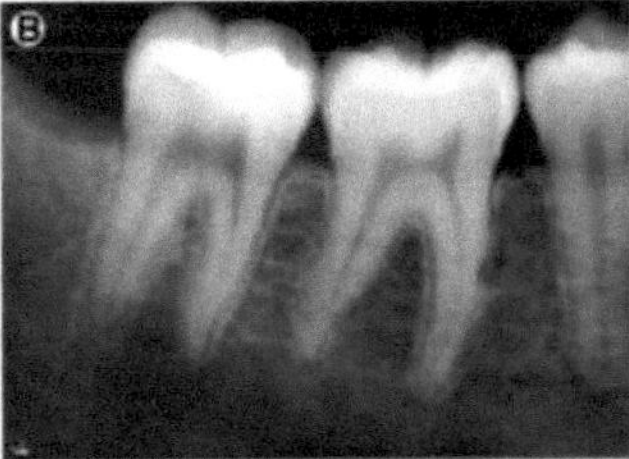

Figura 10.5: (A) A radiografia periapical tirada aquando da colocação do TAD revela um impacto no aspeto anterior da raiz mesial do primeiro molar. (B) O TAD foi imediatamente removido e a radiografia periapical obtida para documentar a extensão do dano radicular.

COMPLICAÇÕES DURANTE A REMOÇÃO

Fratura do mini-parafuso:

A cabeça do mini-implante pode fraturar do colo da haste durante a remoção devido ao seu pequeno tamanho. Um diâmetro mínimo de 1,6 mm para mini-implantes auto-perfurantes com 8 mm ou mais deve ser colocado em osso cortical denso. A técnica de colocação adequada pode minimizar o risco de fratura do mini-implante durante a sua remoção. Se o mini-implante se fraturar ao nível do osso, poderá ser necessário remover a haste com uma trefina.

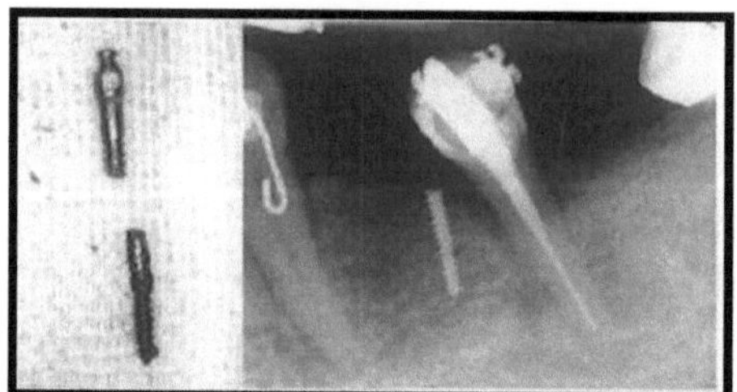

Figura 10.6: Fratura de implante de mini-implante de parafuso.

Osteointegração parcial:

Embora os mini-implantes ortodônticos consigam uma ancoragem fixa principalmente através da retenção mecânica, podem atingir uma osseointegração parcial após 3 semanas, aumentando a dificuldade da sua remoção. Normalmente, o mini-implante pode ser removido sem complicações alguns dias após a primeira tentativa de remoção.

FALHA DO PRÓPRIO IMPLANTE INTRÍNSECO

Ingestão e inalação de mini-implantes

As complicações que envolvem a ingestão ou inalação de ADT são relativamente raras. Tais ocorrências, no entanto, devem ser incorporadas em qualquer consentimento informado abrangente. A ingestão de um DAT é geralmente um acontecimento benigno. A inalação, pelo contrário, pode ter consequências muito mais nefastas, exigindo uma intervenção médica alargada.

Devem ser consideradas precauções como laços de segurança, quando possível, ou a colocação de gaze na orofaringe posterior. Embora seja fácil prender pequenas chaves manuais com fio dental ou equivalente para permitir a retirada, os DATs, devido às suas dimensões diminutas, geralmente não se prestam a tais precauções. As chaves de implante (chaves de mão, chaves de motor, etc.) devem envolver ativamente o DAT para que este fique bem preso e não possa ser deslocado apenas pela gravidade.

PROBLEMAS BIOMECÂNICOS RELACIONADOS COM OS TAD's POSICIONADOS NA REGIÃO PALATAL

Um arco transpalatino (TPA) suportado por TAD's é uma das formas mais comuns de alcançar a ancoragem máxima num arco maxilar. A distalização dos molares superiores também pode ser realizada com TAD's palatinos, aplicando forças em ganchos de extensão anterior incorporados a um TPA. Embora esta abordagem seja eficiente para muitos casos, ela pode levar a alguns problemas **(Figura 10.7)**. Um problema comum é a rotação mesial dos primeiros molares superiores conectados ao TPA, uma vez que a força é aplicada palatalmente ao seu centro de resistência numa vista oclusal. Outro problema que pode ocorrer é a inclinação do TPA, que causa impacto no palato, especialmente quando o paciente tem um palato muito abobadado e a força é aplicada apicalmente ao centro de resistência dos molares que estão sendo distalizados.

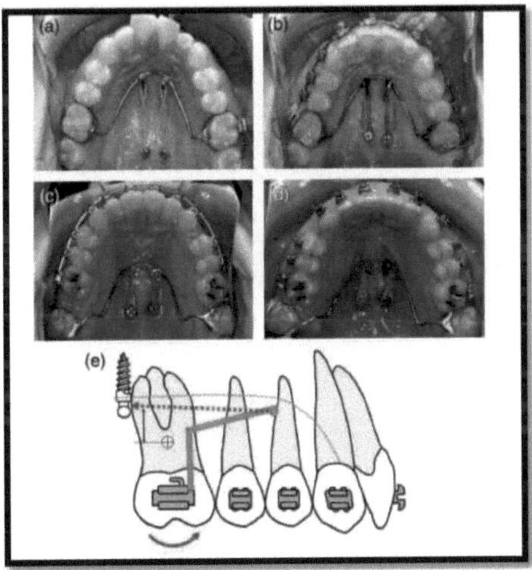

Figura 10.7:(a) A distalização dos molares superiores pode ser feita com um TPA que apresenta uma extensão anterior com ganchos, associado a TADs posteriores que aplicam uma força distal sobre eles. (b) É comum observar a rotação mesial dos primeiros molares superiores conectados ao TPA, uma vez que a força é aplicada por palatino ao

centro de resistência desses dentes. (c-e) Se um paciente apresenta um palato alto e abobadado, a força distal pode ser aplicada apicalmente ao centro de resistência dos molares e o TPA pode inclinar-se, fazendo com que ele colida com o tecido mole do palato.

PROBLEMAS BIOMECÂNICOS RELATIVOS AOS TAD's POSICIONADOS NA REGIÃO BUCAL

O local mais comum para a colocação por vestibular é o espaço interradicular entre o primeiro molar superior e o segundo pré-molar. A mecânica de fechamento de espaço usando DATs vestibulares foi aplicada, os caninos superiores foram retraídos, os dentes anteriores superiores foram extruídos e a sobremordida foi aumentada **(Figura.10.8 a-f).** Isso pode ser causado pela aplicação de forças de retração excessivas, por um fio de diâmetro pequeno, ou por ambos. Se uma força de retração excessiva é aplicada ao canino maxilar com um arco de pequeno diâmetro, a deflexão do arco (arqueamento) pode levar à perda de ancoragem **(Figura 10.8 g-p).** O uso de um gancho longo para aplicar a força de retração próximo ao centro de resistência ajudará a evitar essa perda de ancoragem e a indesejável perda de ancoragem do canino maxilar.
extrusão do incisivo **(Figura.10.8 q).**

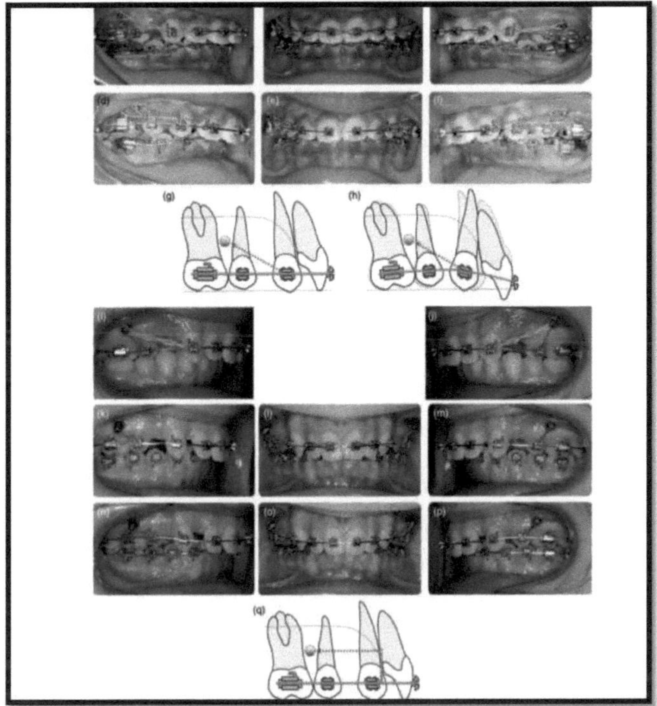

Figura 10.8: (a-f) TAD's inseridos vestibularmente entre o primeiro molar superior e o segundo pré-molar para retrair os dentes anteriores após extracções do primeiro pré-molar. A mecânica de fechamento do espaço pode levar à extrusão e ao aumento da sobremordida. (g) O fechamento do espaço com o DAT inserido vestibularmente entre o primeiro molar e o segundo pré-molar superiores pode proporcionar um bom controlo da ancoragem, mas alguns aspectos importantes devem ser considerados. (h-p) A aplicação de forças excessivas, um arco de pequeno diâmetro, ou a combinação de ambos, pode deformar o arco e levar à perda de ancoragem, mordida aberta posterior e extrusão dos dentes anteriores. (q) O uso de ganchos longos para aplicar as forças de retração perto do centro de resistência tende a minimizar os efeitos colaterais.

CONTRA-INDICAÇÕES DA UTILIZAÇÃO DE TAD's

1) . Dentição mista em que o desenvolvimento dos dentes permanentes irá interferir com a colocação dos mini-implantes (a US Food and Drug Administration aprovou mini-implantes ortodônticos apenas para adultos e adolescentes com 12 ou mais anos de idade).

2) Região palatina média do paciente em crescimento, onde os microimplantes podem restringir o crescimento horizontal da maxila.

3) Em doentes com alterações sistémicas no metabolismo ósseo devido a doença, medicação ou tabagismo intenso.

Contra-indicações absolutas

- Doença sistémica grave, por exemplo Osteoporose
- Doenças psiquiátricas, por exemplo Psicose dismorfofobia
- Alcoólicos toxicodependentes.

Contra-indicações relativas

- Volume insuficiente de osso
- Má qualidade óssea
- Doentes submetidos a radioterapia
- Diabetes insulino-dependente
- Fumadores inveterados.

AVANÇOS RECENTES

IMPLANTES DE TRANSIÇÃO:

James B. Gray e Robert Smith (2000) utilizaram Implantes Transitórios Modulares (MIs) para ancoragem ortodôntica. O MTI, com 1,8 mm de diâmetro, está disponível em comprimentos de **14 mm, 17 mm e 21 mm**. Foi concebido para suportar uma prótese fixa temporária durante a fase de cicatrização associada à colocação de implantes permanentes e para ser removido quando os implantes permanentes forem restaurados. O implante modular de transição em titânio é pequeno, económico, fácil de colocar, rotineiramente resistente a forças ortodônticas, capaz de ser imediatamente carregado, utilizável com mecânica ortodôntica familiar e é fácil de remover.

Após a dimensão vertical ter sido aumentada com próteses parciais provisórias, as MTIs foram colocadas cirurgicamente sob anestesia local, utilizando uma broca de ponta de agulha. Os canais de orifício piloto foram perfurados no osso diretamente através da mucosa para evitar a necessidade de retalhos mucoperiosteais. O comprimento de cada implante baseou-se na profundidade do osso disponível.

Foi utilizado um MTI de 21 mm para ancoragem ortodôntica indireta distal ao primeiro pré-molar esquerdo do maxilar, que tinha sido restaurado com uma coroa de acrílico. Um fio de níquel titânio de 0,016" x 0,022", numa configuração de fita, foi ligado com compósito fotopolimerizável à ranhura do MTI e à superfície oclusal da coroa, utilizando uma preparação oclusal em cauda de andorinha. A ancoragem flexível do fio de níquel titânio permitiu que o bicúspide funcionasse oclusalmente enquanto dissipava estas forças mais pesadas no implante. O pré-molar poderia então ser utilizado para ancorar um aparelho ortodôntico fixo.

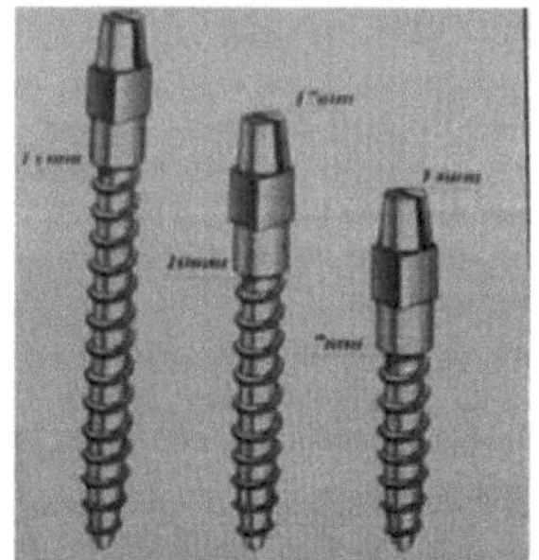

Figura 11.1: Implantes de transição (21mm, 17mm, 10mm).

Utilizando da melhor forma o osso alveolar disponível no segmento posterior direito do maxilar, foram colocados dois MTIs de 17 mm distalmente ao canino para ancoragem direta.

Os MTIs foram ligados a uma barra de titânio, que estabilizou os implantes e impediu a sua rotação. Este aparelho foi então coberto com acrílico fotopolimerizável para simular um bicúspide maxilar em forma de arco normal. Antes da polimerização, um tubo molar secundário com um torque de 25 graus foi colocado de cabeça para baixo no acrílico.

SISTEMA SUPORTADO POR IMPLANTES DE GRAZ:

Karcher e Byloff, em 2000, descreveram o Graz Implant Supported System, um sistema de ancoragem que consiste em dois pinos de 9 mm fixados a uma placa de titânio com quatro orifícios. Esta placa pode ser fixada por quatro mini-parafusos de 5 mm e dois cilindros de forma oval. Este sistema foi utilizado principalmente como suporte para o botão de Nance de um aparelho pendular no palato.

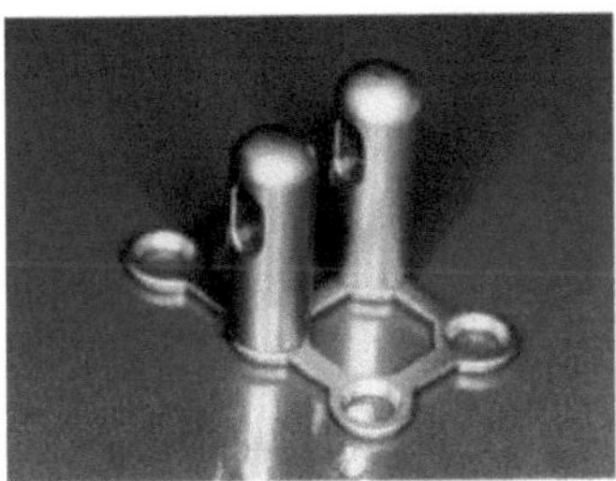

Figura 11.2: O implante de Graz.

Técnica cirúrgica:

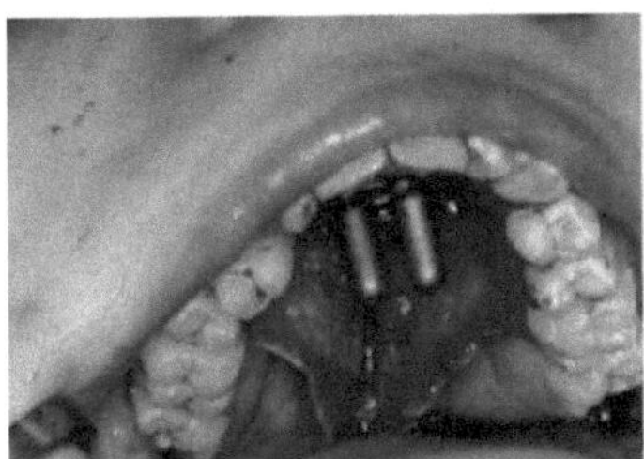

Figura 11.3: Implante palatino fixado ao palato duro.

O palato duro anterior é exposto através da reflexão de um retalho mucoperiostal. O implante é colocado na linha média, estando os dois pinos localizados na linha definida por ambos os primeiros pré-molares. O implante é fixado com mini-parafusos **(Figura 11.3).** Após duas incisões na mucosa palatina, o retalho é reposicionado com os pinos expostos. A perfuração na cavidade nasal não é prejudicial para o resultado operatório. No final do tratamento, o implante é facilmente removido sob anestesia local.

Tratamento ortodôntico:

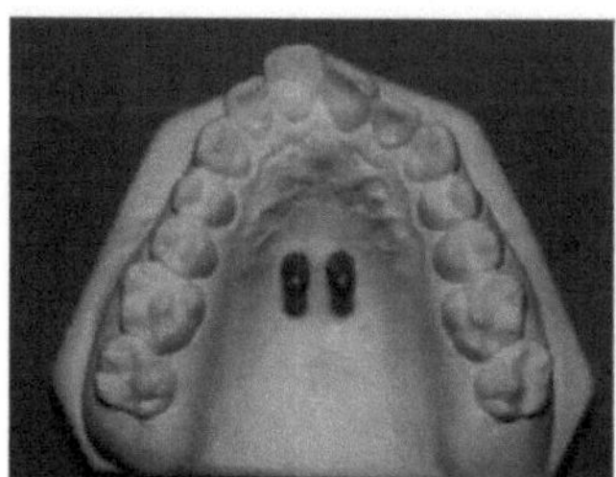

Figura 11.4: Modelo de gesso com implante.

Uma semana após a cirurgia, é feito um modelo de gesso da maxila com o implante **(Figura 11.4)**, o pêndulo é feito para se ajustar ao modelo de gesso e é colocado nos pinos do implante. O pêndulo é colocado telescopicamente nos pinos, apenas tocando a mucosa sem pressão **(Figura.11.5).**

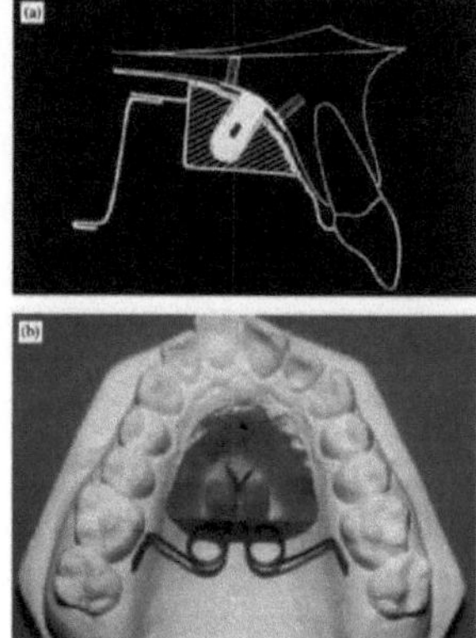

Figura 11.5: a. Desenho esquemático do pêndulo montado no implante, b. Pêndulo colocado nos pinos do modelo de gesso.

As molas do pêndulo podem ser activadas imediatamente. O ortodontista pode remover facilmente o pêndulo em qualquer altura e reativar as molas. A força necessária para alcançar a distalização de um molar é de cerca de 250 g. O paciente é visto a cada 4 semanas e as molas são activadas conforme necessário. Com o início da distalização dos molares, é colocada uma mola de Nitinol adicional com uma força de 80-100 g num fio seccional entre o primeiro e o segundo molares. No início, ambos os molares são movidos para distal simultaneamente e, mais tarde, os primeiros molares são mantidos no final do tratamento, reduzindo a pressão da mola entre ambos os molares. A nossa experiência mostra que são necessários cerca de 8 meses para mover os molares posteriormente para a posição desejada. O tratamento é então continuado com aparelhos fixos.

MICROIMPLANTE BICORTICAL:

Jian-chao Wu et al. em 2007 descreveram um micro-implante bicortical com 2 cabeças de ancoragem. Utilizaram-no para o movimento mesial do dente posterior no cão beagle. Uma vez que o microimplante fornece apenas uma unidade de ancoragem para a ancoragem ortodôntica unilateral, é necessário o controlo da rotação do dente, o que aumenta a força de fricção e prolonga o tempo total de tratamento. Além disso, em pacientes com grandes espaços a serem fechados, o braço de alavanca anti-rotação não funciona bem devido à distorção causada pelas forças oclusais. Um sistema de força ortodôntica bilateral aplicado ao centro de resistência do molar ativo é preferível à força unilateral no deslocamento mesiodistal dos dentes.

Teoricamente, para obter uma força bilateral óptima aplicada ao centro de resistência do molar ativo da mandíbula, podemos colocar 2 microimplantes, 1 no lado vestibular e outro no lado lingual, mas é difícil colocar o lingual no local correto devido à limitação da anatomia da cavidade oral. Assim, Jian-chao Wu concebeu um novo microimplante bicortical com 2 unidades de ancoragem para aplicar forças bilaterais. Os microimplantes tinham 12 a 14 mm de comprimento com um diâmetro de 1,15 mm, numa forma cilíndrica com uma ranhura em cada cabeça. O deslocamento mesial dos dentes posteriores sem rotação em cães beagle foi obtido por meio de força ortodôntica bilateral. Assim, sugeriram que microimplantes bicorticais com 2 unidades de ancoragem podem funcionar como âncoras para o movimento mesial de dentes posteriores.

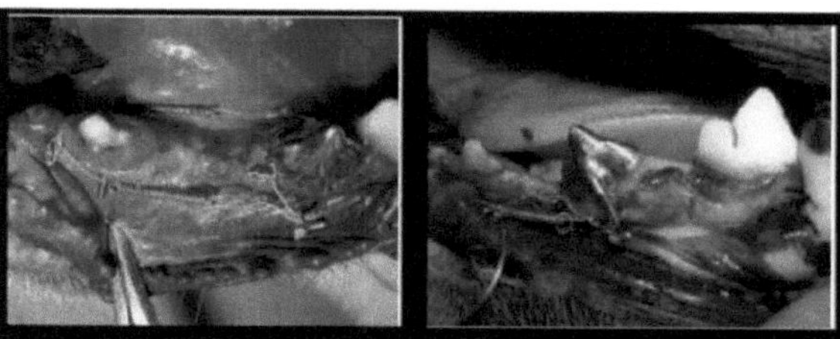

Figura 11.6: Implante biocortical.

PARAFUSOS RESORVÍVEIS PARA ANCORAGEM ORTODONTICA (Hashem- 2000):

Se o implante aloplástico for utilizado apenas para fins de ancoragem, tem de ser removido numa operação secundária, no final do tratamento ortodôntico. A solução ideal seria, portanto, um implante posicionado de forma estável, que pudesse assumir uma função de ancoragem estacionária durante um período de tempo adequado, mas que pudesse depois ser facilmente removido ou, de preferência, reabsorvido pelos tecidos.

Os riscos associados aos dispositivos de microfixação metálicos utilizados na cirurgia craniofacial pediátrica e a necessidade de uma operação de remoção subsequente deram origem ao desenvolvimento de dispositivos de mini-osteossíntese biodegradáveis. Os dispositivos feitos de ácido poliláctico (PLA) e ácido poliglicólico (PGA) e respectivos copolímeros têm sido utilizados na fixação interna de fracturas e osteotomias em cirurgia ortopédica desde a década de 1980.

A biocompatibilidade óbvia de certos materiais reabsorvíveis e a necessidade de métodos alternativos à fixação metálica levaram a uma rápida mudança para a fixação biodegradável em osteossínteses sem carga no neurocrânio infantil após 1995.

Os parafusos absorvíveis são feitos de um copolímero reabsorvível, um derivado de poliéster dos ácidos L-lático e glicólico. O copolímero de ácido L-lático/poliglicólico degrada-se e é reabsorvido in vivo por hidrólise em ácidos L-lático e glicólico, que são depois metabolizados pelo organismo. O material não é tóxico, não é irritante e é 100% amorfo, metabolizando-se em dióxido de carbono e água. As potenciais vantagens dos implantes bioreabsorvíveis incluem uma menor proteção do osso contra o stress que seria de esperar com implantes metálicos, uma menor interferência com as modernas técnicas de imagiologia e a eliminação da necessidade de operações subsequentes para remover o implante.

Problemas comuns associados aos dispositivos metálicos:

- No crânio em crescimento há restrição do crescimento e translocação passiva de implantes metálicos (transposição de dispositivos).
- Deformidade estética distinta.
- Palpabilidade ou deiscência da ferida, especialmente se colocada sob um couro cabeludo cicatrizado e apertado.
- Podem surgir reacções alérgicas.
- Interferir com investigações radiológicas ou outros métodos como a ressonância magnética.

Bioquímica do ácido poliláctico e do ácido poliglicólico :

O ácido poliláctico (PLA) e o ácido poliglicólico (PGA) são derivados de diésteres cíclicos dos ácidos glicólico e lático, a partir dos quais foram produzidos por polimerização de abertura de anel, resultando em derivados poli-alfa-hidroxi dos ácidos originais.

O ácido poliglicólico é um polímero cristalino duro, acastanhado, que funde a cerca de 224-228°C, com uma temperatura de transição vítrea de 36°C. Não possui um grupo metilo, o que o torna hidrofílico e, por conseguinte, mais suscetível à hidrólise e a uma degradação mais rápida do que o polilactido. O produto comercial mais antigo e mais conhecido feito de PGA é o Dexon.

Os materiais bioabsorvíveis sofrem geralmente um processo de degradação em duas fases no organismo.

- Na primeira fase, principalmente física, as moléculas de água hidrolisam as ligações químicas do polímero e cortam as cadeias longas do polímero em cadeias curtas. Durante este processo de despolimerização, o peso molecular global e a resistência do polímero reduzem-se e o polímero fragmenta-se.
- A segunda fase envolve a fagocitose dos fragmentos por macrófagos, e a massa de polímero desaparece rapidamente. O PGA é convertido hidroliticamente em ácido glicólico e o PLA em ácido lático, que são posteriormente metabolizados no ciclo do ácido cítrico em dióxido de carbono e água, sendo os produtos finais excretados através da respiração ou da urina.

Biocompatibilidade:

Desde as primeiras experiências, foi documentada a excelente biocompatibilidade e a lenta biodegradação do PLA: não foram registadas infiltrações de células inflamatórias e as reacções de corpos estranhos limitaram-se à volta do material implantado.

Miller em 1977 Os copolímeros de PLA e PGA (PLGA) permitem alterar a taxa de degradação e as propriedades mecânicas dos implantes através da alteração do rácio PLA-PGA, o que oferece a possibilidade de desenvolver dispositivos de fixação óssea e de ancoragem de tecidos moles específicos para cada local.

Chapas Procedimento de aplicação:

Os orifícios dos parafusos necessitaram de ser perfurados após a realização de um orifício piloto inicial, e as placas devem ser adaptadas aos contornos ósseos do maxilar cortado, quer por dobragem digital, quer com a utilização de um pacote de calor ativado por água para uma adaptação mais exacta.

Sugeriram que esta forma de fixação óssea é uma alternativa viável às técnicas de fixação metálica padrão para certas deformidades maxilomandibulares em que não são efectuados movimentos ósseos excessivos.

Percepções dos doentes:

Lee et al., em 2008, realizaram um estudo para determinar as expectativas, a aceitação e a experiência de dor dos pacientes com a cirurgia de microimplantes, em comparação com outros procedimentos ortodônticos. Os autores verificaram que, ao contrário de outros procedimentos ortodônticos, os pacientes esperavam sentir um nível de dor significativamente mais elevado do que sentiram com a cirurgia de microimplantes. A dor pós-operatória experimentada diminuiu continuamente do dia 1 ao dia 7 para todos os procedimentos ortodônticos. A maioria dos pacientes ficou satisfeita com a cirurgia de microimplantes (76%) e recomendá-la-ia a um amigo ou familiar (78%). Os pacientes tenderam a sobrestimar a dor prevista com a cirurgia de microimplantes. Os pacientes aceitaram a cirurgia e recomendaram-na a outras pessoas.

CONCLUSÃO

Os implantes ajudam o ortodontista a ultrapassar o desafio do movimento recíproco indesejado dos dentes. A ancoragem ortodôntica esquelética evita a necessidade de uma significativa colaboração do paciente, particularmente no que respeita aos aparelhos extra-orais, o que permite resultados de tratamento mais previsíveis. Isto também permite uma diminuição global do número de casos de cirurgia ortognática. Uma vez que a ancoragem ortodôntica Skeletal é rigidamente fixada ao osso, os molares podem ser movidos em qualquer direção sem sobrecarregar a ancoragem e o plano oclusal pode ser controlado pelo ortodontista, sem necessidade de cirurgia. A ancoragem ortodôntica Skeletal é uma biomecânica bastante eficaz para pacientes adultos, casos de retratamento e pacientes com problemas ortodônticos complexos.

O tratamento ortodôntico contemporâneo requer um tempo de tratamento curto e uma cooperação mínima do paciente, oferecendo ao mesmo tempo a máxima eficiência do tratamento. Os meios convencionais de alcançar a ancoragem ortodôntica têm uma série de deficiências, como a perda de ancoragem, o aparelho de ancoragem incómodo e a extensa colaboração do doente. Para ultrapassar, em certa medida, estas deficiências, foram recentemente introduzidos microimplantes (mini-implantes) como ancoragem ortodôntica esquelética.

Embora seja necessária mais investigação sobre muitos aspectos da aplicação de mini-implantes, a literatura atual disponível demonstra claramente a versatilidade e as vantagens técnicas do sistema de ancoragem ortodôntico esquelético. O tratamento ortodôntico utilizando esse sistema de ancoragem com mini-implantes não é apenas mais efetivo, mas oferece uma variedade de alternativas de tratamento em casos desafiadores onde a mecânica tradicional não pode ser utilizada.

As vantagens dos mini-implantes em relação à ancoragem ortodôntica convencional são a utilização óptima das forças de tração, a colocação de parafusos na maioria dos locais intra-orais, o curto tempo de tratamento sem necessidade de preparar a ancoragem dentária, o conforto do doente e o baixo custo. Naturalmente, existem potenciais complicações comuns a todos os procedimentos de implantes, como danos nas estruturas anatómicas, perda ou quebra do mini-implante e inflamação à volta do implante, que podem ser eficazmente evitadas através da colocação correta do implante pelo médico e da manutenção de uma boa higiene oral pelo doente.

BIBLIOGRAFIA

1. Aravindaksha, R, Deepak, C, Kritika, A e Deenadayalan, P, 2021, "Dispositivos de ancoragem temporários: An Insight", *Journal of Research in Medical and Dental Science,* vol. 9, n.º 12, pp. 206-211.

2. Bechtold, TE, Kim, JW, Choi, TH, Park, YC e Lee, KJ, 2013, 'Padrão de distalização do arco maxilar dependendo do número de mini-implantes ortodônticos', *The Angle Orthodontist, vol.83,* no.2, pp.266273.

3. Belludi, A, Bhardwaj, A, Gupta, A e Karandikar, A, 2012, "Intrusão ortodôntica: Mecânica de intrusão convencional e assistida por mini-implantes", *APOS Trends in Orthodontics,* vol.2, no.4, pp.2-2.

4. Block, MS and Hoffman, DR, 1995, 'A new device for absolute anchorage for orthodontics', *American Journal of Orthodontics Dentofacial Orthopedics,* vol.107, no. 3, pp. 251- 258.

5. Branemark, PI, Breine, U e Adell R, 1969, "Intra-osseous anchorage of dental prostheses: Experimental studies,' *Scandinavian journal of plastic and reconstructive surgery*, vol. 3, no. 2, pp. 81-100.

6. Bucur, SM, Vaida, LL, Olteanu, CD e Checchi, V, 2021, "Uma breve revisão sobre microimplantes e a sua utilização em ortodontia e ortopedia dentofacial", *Journal of Applied Sciences,* vol.11, n.º 22, pp.107-119.

7. Cha, BK, Lee, YH, Lee, NK, Choi, DS e Baek, SH, 2008, 'Espessura do tecido mole para a colocação de um mini-implante ortodôntico utilizando um dispositivo ultrassónico', *The Angle Orthodontist,* vol. 78, no. 3, pp. 403-408.

8. Chen, J, Kister, K e Wadhwa, S, 2020, 'The Effects of TADs on the Alveolar Bone', *Journal of Clinical Orthodontics,* pp. 45-52.

9. Chen, Y, Kyung, HM, Zhao, WT e Yu, WJ, 2009, 'Factores críticos para o sucesso dos mini-implantes ortodônticos: uma revisão sistemática', *American Journal of Orthodontics and Dentofacial Orthopedics*, vol. 135, no. 3, pp.284-291.

10. Chung, KR, Nelson, G, Kim, SH e Kook, YA, 2007, 'Severe bidentoalveolar protrusion treated with orthodontic microimplantdependent enmasse retraction', *American Journal of Orthodontics and Dentofacial Orthopaedics,* pp.105-115.

11. Creekmore, TD e Eklund, MK, 1983, 'The possibility of skeletal anchorage', *Journal of Clinical Orthodontics,* vol. 17, no.4, pp. 266-269.

12. Crismani, A, Bantleon, HP, Bernhart, T e Cope, JB, 2005,' Implantes palatinos. O Ortossistema Straumann", *Seminário de Ortodontia*, pp.16-23.

13. Costa, A, Pasta, G e Bergamaschi, G, 2005, 'Intraoral hard and soft tissue depths for temporary anchorage devices', *Seminar in Orthodontics,* pp.10-15.

14. Daimaruya, T, Nagasaka, H, Umemori, M, Sugawara, J e Mitani, H, 2001, 'The influences of molar intrusion on the inferior alveolar neurovascular bundle and root using the skeletal anchorage system in dogs', *The Angle Orthodontist,* vol. 71, no.1, pp.60-70.

15. Doshi, UH, Jamwal, RS e Bhad, WA, 2011, 'Distalization of molars using two stage mini-implants-a case report', *Journal of Orthodontics,* vol. 38, no.1, pp. 55-63.

16. Egolf, RJ, Begole, EA e Upshaw, HS, 1990, 'Factors associated with orthodontic patient compliance with intraoral elastic and headgear wear', *American Journal of Orthodontics Dentofacial Orthopaedics,* vol. 9, no.4, pp. 336-48.

17. Favero, L, Brollo, P e Bressan, E, 2002, 'Orthodontic anchorage with specific fixtures: Related study analysis", *American Journal of Orthodontics Dentofacial Orthopaedics,* vol.122, no.1, pp. 84-94.

18. Farret, MM, 2019, "Canting do plano oclusal: uma alternativa de tratamento usando ancoragem esquelética", *Dental press journal of orthodontics*, vol. 24, pp.88-105.

19. Gainsforth, BL e Higley LB, 1945, 'A study of orthodontic anchorage possibilities in basal bone', *American Journal of Orthodontics Dentofacial Orthopaedics,* vol. 31, no. 8, pp. 406-417.

20. Gray, JB e Smith R, 2000, "Transitional implants for orthodontic anchorage", *Journal of Clinical Orthodontics,* vol. 34, pp. 659-666.

21. Ghosh, A, 2018, 'Infra-zygomatic crest and buccal shelf-orthodontic bone screws: a leap ahead of micro-implants-clinical perspectives', *Journal of Indian Orthodontic Society,* vol. 52, no. 4, pp.127-141.

22. Guyman, GW, Kokich, VG e Oswald, RJ, 1980, 'Ankylosed teeth as abutments for palatal expansion in the rhesus monkeys', *American Journal of Orthodontics Dentofacial Orthopaedics*, vol. 77, no.5, pp. 486-99.

23. Gracco, A, Cirignaco, A e Cozzani, M, 2009, "Numerical/ experimental analysis of the stress field around miniscrews for orthodontic anchorage", *European Journal of Orthodontics,* pp.12-20.

24. Gelgor, IE, Buyukyilmaz, T e Karaman, AI, 2004, 'Distalização de molares suportada por parafusos intra-ósseos', *Angle Orthodontist*, vol. 74, pp. 838-850.

25. Huang, LH, Shotwell, JL, e Wand HL, 2005, 'Dental implants for orthodontic anchorage', *American Journal of Orthodontics Dentofacial Orthopaedics,* vol.127, no. 7, pp. 713-722.

26. Hoque, T, Srinivasan, D, Gnaneswar, SM, Chakravarthi, S e Rajaram, K, 2021, "Expansão palatina rápida assistida por microimplantes: A Comprehensive Review", *Journal of Clinical & Diagnostic Research*, vol.15, no.8.

27. Inchingolo, AM, Malcangi, G, Costa, S, Fatone, MC, Avantario P, Campanelli, M, Piras, F, Patano, A, Ferrara, I e Netti A, 2023, 'Tooth complications after orthodontic miniscrews insertion', *International Journal of Environmental Research and Public Health*, vol. 20, no.2, pp.15-62.

28. Jason, BC, 2005, 'Dispositivos de Ancoragem Temporária em Ortodontia: A Paradigm Shift", *Seminar in Orthodontics,* vol.11, no.1, pp. 3-9.

29. Jaradat, M e Omari, S, 2021, "Mini implantes ortodônticos, uma atualização", *EC Journal Dental Science,* 20, pp.107-116.

30. Jeon, J, Kim, YH, Son, WS e Hans, MK, 2006, 'Correção do plano oclusal inclinado com mini-implantes num paciente com assimetria facial', *American Journal of Orthodontics Dentofacial Orthopedics,* vol. 130, pp.244-252.

31. Kau, CH, English, JD, Muller-Delgardo, MG, Hamid, H, Ellis, RK e Winklemann, S, 2010, "Retrospetiva de feixe cónico computorizado tomography evaluation of temporary anchorage devices', *American Journal of Orthodontics and Dentofacial Orthopedics*', vol. 137, n.º 2, pp.166-171.

32. Karcher, H, Byloff, FK e Clar, E, 2002, 'The Graz implant supported pendulum, a technical note', *Journal of cranio-maxillofacial surgery,* vol.30, no. 2, pp. 87-90.

33. Kravitz, ND, Kusnoto, B, Tsay, TP e Hohlt, WF, 2007, 'The use of temporary anchorage devices for molar intrusion,' *The Journal of the*

American Dental Association, vol. 138, no.1, pp.56-64.

34. Kim, JH e Park, YC, 2012, 'Avaliação da espessura do osso cortical mandibular para a colocação de dispositivos de ancoragem temporária (TAD's)', *The Korean Journal of Orthodontics',* vol. 42, no.3, pp.110-117.

35. Kim, YH, Yang, SM e Kim S, 2010, 'Midpalatal miniscrews for orthodontic anchorage: factors affecting clinical success', *American Journal of Orthodontics Dentofacial Orthopaedics,* vol.137, pp. 66-72.

36. Kim, SJ, Ha, YD, Kim, E, Jang, W, Hwang, S, Nguyen, T, Choi, YJ, Kim, KH e Chung, CJ, 2019, 'Dinâmica da cicatrização do osso alveolar após a remoção de dispositivos de ancoragem temporária ortodôntica', *Journal of Periodontal Research,* vol. 54, no. 4, pp. 388-395.

37. Kim, JW, Baek, SH e Kim, TW, 2008, 'Comparison of stability between cylindrical and conical type mini-implants', *Angle Orthodontist,* vol. 78, pp. 692-8.

38. Kim, HJ, Noh, HK e Park, HS, 2023, 'Correção ortodôntica não cirúrgica da assimetria facial por remodelação condilar e reposicionamento mandibular após correção do canto oclusal com microimplantes: Um relato de caso", *The Angle Orthodontist,* vol. 93, no.1, pp.111-125.

39. Kokich, VG, 1996, 'Managing complex orthodontic problems: the use of implants for anchorage', Seminar in Orthodontics, vol. 2, no. 2, pp.153160.

40. Kuroda, S, Sugawara, Y e Deguchi, T, 2007, "Clinical use of miniscrew implants as orthodontic anchorage: success rates and

postperative discomfort", *American Journal of Orthodontics Dentofacial Orthopaedics,* vol.131, pp. 9-15.

41. Lee, J, Kim, JY, Choi, YJ, Kim, KH e Chung, CJ, 2013, 'Efeitos do ângulo de colocação e da direção de aplicação da força ortopédica na estabilidade dos mini-implantes ortodônticos', *The Angle Orthodontist*, vol.83, no. 4, pp. 667-673.

42. Lee, KJ, Park, YC, Park, JY e Hwang, WS, 2010,' Miniscrew-assisted nonsurgical palatal expansion before orthognathic surgery for a patient with severe mandibular prognathism', *American Journal of Orthodontics and Dentofacial Orthopedics,* vol. 137, no.6, pp. 830-839.

43. Leo, M, Cerroni, L, Pasquantonio, G and Condo, SG, 2016, 'Dispositivos de ancoragem temporária (DAT's) em ortodontia: revisão dos factores revisão dos factores que influenciam a taxa de sucesso clínico dos mini-implantes', *Journal of Clinical Orthodontics,* vol.167, no. 3, pp.70-77.

44. Lim, A, Cha, JY e Hwang, CJ, 2008, 'Insertion torque of orthodontic miniscrews according to changes in shape, diameter and length', *The Angle Orthodontist*, vol.78, no. 2, pp. 234-240.

45. Lingam, AS, Reddy, L, Nimma, V e Pradeep, K, 2013, "Dental implant radiology-Emerging concepts in planning implants", *Journal of Orofacial Sciences,* vol. 5, n.º 2, pp. 88-94.

46. Lin, J, Eric, L, Yeh, CI, 2006, 'Intrusão dos molares superiores sobreerupcionados com ancoragem de mini-implante', *Journal of Clinical Orthodontics,* vol. 40, pp. 378-383.

47. Liou, EJ e Chen, PK, 2009, 'Distração intra-oral de osteotomias segmentares e mini-implantes na gestão da fenda alveolar', *Seminário de Ortodontia,* vol.15, no. 4, pp. 257-267.

48. Macginnis, M, Chu, H, Youssef, G, Wu, KW, Machado, AW e Moon, W, 2014, 'Os efeitos da expansão palatina rápida assistida por micro-implantes (MARPE) no complexo nasomaxilar - uma análise pelo método dos elementos finitos (MEF)', *Progress in orthodontics,* vol.15, pp.1-15.

49. Malik, F, Khan, F, Ali, S, Rana, F, Haq, H e Hussain, M, 2023, "Factores que afectam o sucesso e o insucesso dos mini-implantes ortodônticos: A retrospective review", *The Professional Medical Journal*, vol. 30, no. 2, pp.285-291.

50. Maino, BG, Mura, P e Bednar, J, 2005, "Implantes Miniscrew: O sistema de ancoragem Spider Screw", *Seminário de Ortodontia,* vol.11, n.º 1, pp. 40-46.

51. Marzouk, ES and Kassem, HE, 2018, 'Long-term stability of soft tissue changes in anterior open bite adults treated with zygomatic miniplate- anchored maxillary posterior intrusion', *The Angle Orthodontist*, vol. 88, no. 2, pp.163-170.

52. Melsen, B e Verna, C, 2005, 'Implantes Miniscrew: O Sistema de Ancoragem de Aarhus", *Seminário de Ortodontia,* vol.11, n.º 1, pp. 24-31.

53. Migliorati, M, Benedicenti, S, Signori, A, Drago, S, Cirillo, P, Barberis, F e Silvestrini, A, 2013, 'Thread shape fator: evaluation of three different orthodontic miniscrews stability', *The European Journal of Orthodontics,* vol. 35, no.3, pp.401-405.

54. Mittal, R, Patil, AK, Jain, AK e Ganeshkar, SV, 2018, 'Avaliação da intrusão de incisivos verdadeiros conseguida com um único mini-implante para correção de sobremordida profunda em pacientes adultos', *Journal of Contemporary Orthodontics,* vol. 2, no. 1, pp.11-17.

55. Miyawaki, S, Koyama, I, Inoue, M, Mishima, K, Sugahara, T e

Takano, YT, 2003, 'Factores associados à estabilidade dos parafusos de titânio colocados na região posterior para ancoragem ortodôntica', *American journal of orthodontics and dentofacial orthopedics,* vol. 124, no.4, pp. 373-378.

56. Mizrahi, E e Mizrahi, B, 2007, 'Mini-screw implants (temporary anchorage devices): orthodontic and pre-prosthetic applications', *Journal of Orthodontics,* vol. 34, no. 2, pp. 80-94.

57. Montigny, M, 2017, 'Expansão rápida do palato assistida por mini-implantes: Novas perspetivas", *Journal of Dentofacial Anomalies and Orthodontics*, vol. 20, no. 4, pp. 405.

58. Nanda, R, 2008, Dispositivos de ancoragem temporária em ortodontia, 2nd edn, Mosby Elsevier.

59. Nevins, M e Mellonig, J, 1992, "Enhancement of the damaged edentulous ridge before dental implants", *International Journal of Periodont Restordent,* vol. 12, no. 2, pp. 96-111.

60. Noble, J, Karaiskos, NE, Hassard, TH, Hechter, FJ e Wiltshire, WA, 2009, 'Stress on bone from placement and removal of orthodontic miniscrews at different angulations', *Journal of Clinical Orthodontics*, vol. 43, no.5, pp.332-334.

61. Odman, J, Grondahl, K e Lekholm, U, 1991, "O efeito dos implantes osseointegrados no desenvolvimento dentoalveolar. Um estudo clínico e radiográfico em porcos em crescimento", *European Journal of Orthodontics*, vol. 13, no. 4, pp. 279-286.

62. Park, HS e Kwon, TG, 2004, 'Mecânica de deslizamento com ancoragem de implante de parafuso microscópico', *The Angle Orthodontist*, vol. 74, no. 5, pp. 703710.

63. Proffit, WR, Contemporary orthodontics, 3rd edn, St. Louis: Mosby.

64. Petrey, JS, Saunders, MM, Kluemper, GT, Cunningham, LL e Beeman, CS, 2010, 'Variáveis de inserção do dispositivo de

ancoragem temporária: efeitos na retenção', *The Angle Orthodontist,* vol. 80, no. 4, pp. 634641.

65. Park, YC, Lee, SY, Kim, DH e Jee, SH, 2003, 'Intrusion of the posterior teeth using miniscrew implants', *American journal of orthodontics and dentofacial orthopedics,* vol. 123, pp. 690- 694.

66. Ritchie, C, Mcgregor, S e Bearn, DR, 2023, "Dispositivos de ancoragem temporária e as forças e efeitos sobre a dentição e estruturas circundantes durante o tratamento ortodôntico: uma revisão de escopo", *European Journal of Orthodontics,* vol. 45, no. 3, pp. 324-337.

67. Roberts, WE, Smith, RK e Zilberman, Y, 1984, "Osseous adaptation to continuous loading of rigid endosseous implants", *American journal of orthodontics and dentofacial orthopedics,* vol. 86, pp. 95-111.

68. Seon, AL, Jung, YC e Chung, JH, 2008, 'Insertion Torque of Orthodontic Miniscrews According to Changes in Shape, Diameter and Length', *Angle Orthodontist*, vol. 78, pp. 234-240.

69. Sherwood, KH, Burch, JG e Thompson, WJ, 2002, 'Closing anterior open bites by intruding molars with titanium miniplate anchorage', *American Journal of Orthodontics and Dentofacial Orthopedics*, vol. 122, no. 6, pp.593-600.

70. Sherwood, KH, 2007, 'Correção da mordida aberta esquelética com intrusão molar/bicúspide ancorada em implantes', *Clínicas de cirurgia oral e maxilofacial da América do Norte,* vol.19, no. 3, pp.339-350

71. Shetty, SK, Madhur, VK, Mahruf, PP e Kumar, M, 2018, "Factores que afectam a estabilidade dos mini-implantes ortodônticos - Uma revisão da literatura", *Scholar Journal of Dental Sciences*, vol. 5, pp. 28-34.

72. Shetty, SK, 2021, "Tads in Orthodontics", *Scholar Journal of Dental Sciences*, vol. 7, pp. 234-238.

73. Shinya, Y, Mituru, M, Miwa, U, Akiko, O e Noriyoshi, S, 2006, 'Tapered orthodontic miniscrews induce bone-screw cohesion following immediate loading', *European Journal of Orthodontics,* vol. 28, pp. 541546.

74. Spencer, KR, Ferguson, JW e Smith, AC, 2004, "Screw head design: and experimental study to assess the influence of design on performance", *Journal of Oral Maxillofacial Surgery,* vol. 62, pp. 473478.

75. Tan, JM, Liu, YM, Chiu, HC e Chen, YJ, 2017, 'Molar Distalization by Temporary Anchorage Devices- A Review article', *Taiwanese Journal of Orthodontics,* vol. 29, no.1, pp.8-15.

76. Tekale, PD, Vakil, KK, Vakil, JK e Gore, KA, 2015, 'Distalização do arco maxilar e correção da Classe II com mini-implantes: Um relatório de dois casos", *Journal of Contemporary clinical dentistry*, vol. 6, no.2, pp.226-232.

77. Umalkar, SS, Jadhav, VV, Paul, P, Reche, A e Jadhav VV, 2022, "Modern anchorage systems in orthodontics", *Cureus Journal,* vol.14, no.11.

78. Vela-Hernandez, A, Gutierrez-Zubeldia, L, Lopez-Garcia, R, García-Sanz, V, Paredes-Gallardo, V, Gandía-Franco, JL e Lasagabaster-Latorre, F, 2020, 'Um versus dois mini-implantes anteriores para corrigir a sobremordida e angulação do incisivo superior: um estudo comparativo retrospetivo', *Progress in Orthodontics,* vol. 21, pp.1-10.

79. Wani, MA, Shukla, D, Amir, M, Siddiqui, S, Mehtab, S, Jafar, MS,

Khan, MAH e Rasool, M, 2023, "Parafusos ósseos da crista zigomática (IZC) e da prateleira bucal mandibular (MBS): A comprehensive updated review", *Journal of Dental Specialities,* vol. 11, no. 2.

80. Wu, JC, Huang, JN e Zhao, SF, 2007, 'Microimplante bicortical com 2 cabeças de ancoragem para o movimento mesial do dente posterior no cão beagle', *American Journal of Orthodontics and Dentofacial Orthopedics,* vol. 132, no. 3, pp. 353-359.

81. Yi, J, Ge, M, Li, M, Li, C, Li, Y, Li, X e Zhao, Z, 2017, 'Comparação da taxa de sucesso entre mini-implantes autoperfurantes e auto-roscantes: uma revisão sistemática e meta-análise', *European journal of orthodontics,* vol. 39, no. 3, pp. 287-293.

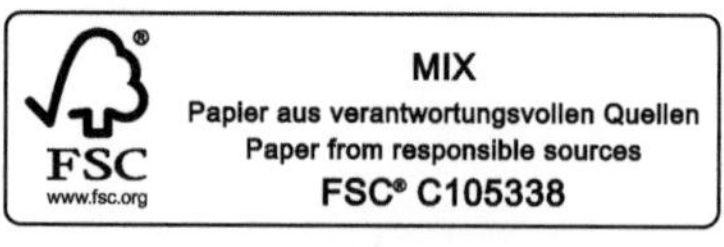

Printed by Books on Demand GmbH, Norderstedt / Germany